Keymer, Schmedtmann, Will · Bioenergietherapie

Konkrete Hilfe durch neue und bewährte Therapieformen der Alternativmedizin

Martin Keymer
Norbert O. Schmedtmann
Reinhold D. Will

Bioenergie-therapie

Die bioenergetische Ganzheitsmedizin

Jopp
Oesch

10., vollständig überarbeitete und erweiterte Neuausgabe

Umschlaggestaltung: Kreativ Design Aumann, Wiesbaden
Zeichnungen: Brigitte Braun-Dähler, Bad Schwalbach
Druck und Bindung: Legoprint S.p.A., Lavis (TN)
Printed in Italy

ISBN 3-0350-5009-0

Gern senden wir Ihnen unser Verlagsverzeichnis:
Oesch Verlag, Jungholzstraße 28, CH-8050 Zürich
E-Mail: info@oeschverlag.ch

Unser Buchprogramm finden Sie im Internet unter:
www.joppverlag.ch

Inhaltsverzeichnis

Vorwort: Warum eine Behandlung bioenergetisch und ganzheitlich sein soll . . . 7

Warum chronische Erkrankungen so erschreckend schnell zunehmen . . . 13

Warum Gesundheit nur mit einer gesunden Lebensführung möglich ist . . . 21
1. Das Essen . . . 24
2. Das Trinken . . . 35
3. Das Pflegen . . . 40
4. Das Schlafen . . . 46
5. Das Bewegen . . . 49
6. Die psychosoziale Situation . . . 50

Wie man eine ganzheitliche Diagnose stellt . . . 53
Die ganzheitlich-kausale Diagnose . . . 54
Die bioenergetische Diagnose . . . 55
Die bekanntesten bioenergetischen Testverfahren . . . 59
Die bioenergetische Diagnose des Therapeutischen Hauses . . . 68

Wie man bioenergetisch-ganzheitlich therapiert . . . 109
Die bioenergetische Therapie des Therapeutischen Hauses . . . 110

Welche Rolle die wichtigsten Schwerpunkte chronischer Erkrankungen spielen . . . 123
Der Darm . . . 115
Das Bindegewebe . . . 131
Die Fokaltoxikosen . . . 137
Die Zähne . . . 142

Autoaggressionen 163
Immunschwäche 167
Bösartige Tumoren 168

Weitere bioenergetische Diagnose- und Therapieverfahren 175

Nachwort: Wie Sie chronische Erkrankungen angehen können 177

Anhang 178
Das Aqua-Vitalis-System 182
Das Martin-Keymer-Konzept der individuellen paraffinfreien
Haut- und Haarpflege 179
Adressen 180
Glossar 180
Literaturverzeichnis 186

Vorwort: Warum eine Behandlung bioenergetisch und ganzheitlich sein sollte

Es war fast, als hätte sie ihre Krankheit abonniert. Alle paar Monate kam sie wieder, diese lästige Mandelentzündung, achtmal im Jahr. Und »nebenbei« mußte sie sich noch mit zwei unangenehmen Entzündungen des Warzenfortsatzes hinter dem Ohr herumschlagen. Dazu gesellte sich bei der letzten Mandelentzündung noch ein Pfeiffersches Drüsenfieber, welches sich ebenfalls in ihrer »Gewitterecke« des Kopf-Hals-Lymphsystems abspielte. Durch diese schwerwiegende Erkrankung wurde auch noch die Leber in Mitleidenschaft gezogen.

Da wurden natürlich reichlich Antibiotika eingenommen, um den ewigen Entzündungen ein Ende zu setzen. Aber im Endeffekt half es doch nicht, und deswegen sollten die Mandeln nun raus.

Doch vorher begab sich die Patientin Rita B., 21 Jahre »alt«, noch in eine ganzheitlich behandelnde Praxis, in der Hoffnung, dass der Therapeut dort nicht die Symptome unterdrücke, sondern die Ursachen der ewigen Entzündungen finde.

Dort berichtete sie zunächst ihre Krankengeschichte. Es fing alles recht harmlos an. Im 13. Lebensjahr trat die erste Migräne auf, der bald immer mehr folgten. Sie entwickelten sich jeweils im Laufe des Tages. Dabei traten sie zumeist rechtsseitig auf, die Schmerzen zogen vom rechten Auge über die rechte Schläfe in den rechten Hinterkopf. Diverse Migränetabletten und auch Akupunktur halfen jedoch immer nur vorübergehend. Mit Einsetzen der Regelblutungen wurden die Kopfschmerzen dann ein Dauergast. Regelmäßig bei jeder Monatsblutung waren sie wieder da. Während der Pubertät hatte die Patientin die übliche Pubertätsakne. Diese bedeckte Gesicht, Hals und Dekolleté und verlor sich nach der Pubertät nicht wieder.

Später trat ein allergisch bedingter Schnupfen auf, gegen Hausstaub und Gräserpollen, wie der behandelnde Arzt diagnostizierte.

Was konnte nun der naturheilkundliche Therapeut gegen die sich ständig wiederholenden Mandelentzündungen tun? Würde er eine Entfernung der

Mandeln verhindern können? Warum kehrten die Mandelentzündungen ständig wieder, nachdem sie zuvor aufgrund der Antibiotikatherapien anscheinend jedes Mal abgeheilt waren? Hingen die Entzündungen der Warzenfortsätze hinter den Ohren mit den Mandelentzündungen zusammen, oder hatten sie nichts damit zu tun? War überhaupt die ganze Krankheitsentwicklung der jungen Patientin ein fortschreitender Prozeß, oder war jede Erkrankung eigenständig?

Wie Sie in diesem Buch erkennen werden, sind wir der Überzeugung, dass der menschliche Körper ein Ganzes ist, in dem alle Zellen, Gewebe, Organe und Organsysteme miteinander zusammenhängen und miteinander in Wechselwirkung stehen. Darüber hinaus sind Körper, Seele und Geist ein Ganzes.

Dieses Ganze kann nicht willkürlich geteilt werden. Zu Studienzwecken vielleicht, aber nicht in Diagnose und Therapie. Da nun alles zusammengehört, muß es auch als zusammengehörig diagnostiziert und therapiert werden. Folglich gibt es auch keine isolierten Organ- oder Organsystemerkrankungen, die man unabhängig voneinander behandeln könnte.

Diese Erfahrung haben naturheilkundliche Therapeuten in der täglichen Praxis immer wieder machen können, und viele haben ihr Praxiskonzept daher auf die bioenergetische Ganzheitsmedizin umgestellt. Falls Sie gerade Patientin oder Patient bei einem dieser Therapeuten sind, dann kennen Sie das. In diesem Buch werden wir Ihnen ein modernes bioenergetisch-ganzheitliches Diagnose- und Therapiekonzept erklären. Sie werden erfahren, was man zur erfolgreichen Heilung berücksichtigen muß und wie das bewirkt werden kann. Sie werden einen ganzheitlichen Ansatz kennenlernen, der uralte chinesische Erfahrungen und moderne westliche bioenergetische und biophysikalische Erkenntnisse miteinander vereint. Und Sie werden erkennen, dass Heilung nur mit Behandlung der wirklichen Ursachen möglich ist.

Die bioenergetische Diagnose mit der später erklärten vernetzten Testtechnik ergab bei der Patientin Rita B. eine starke Störung des Energiehaushalts. Der Testbefund zeigte, dass die Patientin mit Erkrankungen der Vorfahren belastet war. Sogenannte Erbtoxine (Luesinum, Medorrhinum, Tuberkulinum – siehe Glossar am Ende des Buches) belasteten sie schon seit der Geburt. Die ererbte Tuberkulosebelastung wurde durch eine antituberkulinische BCG-Impfung, die sie in den ersten Lebenstagen erhielt, noch verstärkt.

Zur Zeit der bioenergetischen Testung lag eine schwere Störung der bakteriellen Besiedlung des Darms vor. Das darmständige, darmabhängige und darmassoziierte Immunsystem war ebenfalls schwer gestört. Aufgrund dessen hatte sich ein Darmpilzbefall entwickelt. Da dieser Zustand schon längere Zeit vorhanden war, hatte sich die Patientin auch eine allergische Anfälligkeit gegen Weizen und Roggen und gegen das in diesen Getreidearten enthaltene Gliadin (Vorstufe des Klebereiweißes Gluten) eingehandelt. Darüber hinaus reagierte sie inzwischen allergisch auf verschiedene Lebensmittelzusatzstoffe. Durch Veränderung des Darmmilieus traten bereits Fäulnis- und Gärungsstoffe auf, die den ganzen Körper belasteten.

Die bioenergetische Testung erbrachte also folgende Hauptbelastungsfaktoren:

- die erbtoxischen Belastungen,
- die Impfbelastung,
- die Störung der bakteriellen Darmflora,
- die Störung der darmabhängigen Abwehr,
- den Darmpilzbefall,
- Entstehung von Fäulnis- und Gärungsstoffen,
- die allergischen Fehlreaktionen auf Nahrungsmittel,
- deutlich fehlgeleitete energetische Feinregulationen der Organe sowie der Organsysteme untereinander,
- Folgebelastung und Manifestierung des Krankheitsbildes durch die bisher erfolgte rückvergiftende Antibiotikatherapie im Darm – rückbelastend auf den Körper,
- eine psychische Blockade wegen des ständigen Krankseins.

Bei einer Therapie gegen wiederkehrende Mandelentzündungen und andere Entzündungen dürfen diese Belastungen der Patientin gewiß nicht unberücksichtigt bleiben, denn sie sind für ihre schlechte Abwehrlage verantwortlich. Bei einer ganzheitlichen Therapie nach dem Ihnen in diesem Buch vorgestellten Konzept sind sie geradezu die Grundlage der Therapie – neben anderen wichtigen Faktoren.

Deswegen beginnt diese ganzheitliche Therapie bei einem Krankheitsbild wie bei der Patientin Rita B. mit einem Ausgleich des energetischen Ungleichgewichts. Parallel dazu wird die Ernährung umgestellt – die allergisierenden Nahrungsmittel müssen gemieden werden, damit der Darm und die Abwehr nicht noch mehr geschädigt werden. Es folgt die Allergietherapie. Danach schließt sich eine konsequente Pilztherapie an. Danach muß die bakterielle Darmflora wiederaufgebaut werden. Und am Schluß der Behandlung werden der Impfschaden und danach die Erbtoxine therapiert. Damit sind die Belastungsfaktoren der Patientin aufgehoben, und die entlastete körpereigene Abwehr kann schädliche Bakterien wieder ohne fremde Hilfe bekämpfen.

Dies war ein ganz kurzer Überblick, wie Erkrankungen ganzheitlich-ursächlich behandelt werden können. Das Buch, das Sie jetzt in Ihren Händen halten, wird Ihnen das Konzept auf den folgenden Seiten ausführlich erklären. Damit können Sie erkennen, warum Erkrankungen – besonders chronische Erkrankungen – ganzheitlich behandelt werden müssen und wie das erfolgen kann.

Dieses Konzept kann bei fast allen Erkrankungen mit Aussicht auf Erfolg eingesetzt werden. Was immer die Erkrankung ist, mit einer ganzheitlich-ursächlichen (= kausalen) Behandlung wird sie in vielen Fällen zu heilen oder zumindest soweit zu lindern sein, dass Sie das Leben wieder genießen können.

Die in diesem Buch beschriebene neue bioenergetisch-ganzheitliche Diagnose- und Therapiesystematik wurde primär von Martin Keymer entwickelt. Dabei wurde er von zahlreichen engagierten Kolleginnen und Kollegen unterstützt, besonders durch Überprüfung seiner Ideen und der von ihm entwickelten Testkästen. Dafür sei ihnen hier ein herzlicher Dank ausgesprochen.

Das besondere Augenmerk dieser Behandlung liegt dabei auf »bioenergetisch«, »ganzheitlich« und »kausal« im Sinne eines übergeordneten Therapieplans. Der ganze Mensch muß in seiner Gesamtheit erfaßt werden. Und die Ursachen – nicht nur die Symptome – müssen soweit wie möglich diagnostiziert und therapiert werden.

Durch die Entlastung der Abwehrsysteme von Belastungen kann die ganzheitlich-kausale Behandlung das höchste therapeutische Ziel anstreben, die Wiederherstellung der körpereigenen Selbstheilung (= Selbstregulation). Dann kann sich der Körper wieder selbst helfen und die Erkrankung samt ihren Symptomen aufheben. Es geht um das Gesundwerden und das ebenso wichtige Gesundbleiben.

Falls Ihnen dieses Buch von Ihrem Therapeuten empfohlen wurde, werden Sie wahrscheinlich bereits mit dieser Methode behandelt. Dann werden

Sie leicht verstehen können, warum die hier beschriebenen Schritte für Ihre Genesung notwendig sind, und Sie werden nachlesen können, was Sie zur Unterstützung des Heilprozesses selbst beitragen können (und sollten – denn schließlich ist es Ihre Gesundheit). Falls Sie noch einen Therapeuten suchen, so können Sie auf der Internetseite www.therapeutisches-haus.de unter der Rubrik »Therapeuten« entsprechend ausgebildete Therapeuten finden.

Wir wünschen Ihnen viele gute Erkenntnisse beim Lesen!

Martin Keymer
c/o Dermatologisches Privatinstitut
Heilpraktiker in Wendtorf

Dr. Norbert O. Schmedtmann
Zahnarzt in Ebstorf

Reinhold D. Will
Dipl. hol. bioen. med. (IMU)
Heilpraktiker in München

Warum chronische Erkrankungen so erschreckend schnell zunehmen

Die Schlagzeilen in Zeitungen und, Zeitschriften melden es täglich aufs neue, und die Reportagen in Funk und Fernsehen wissen weitere Details zu berichten: Unser Volk wird immer kränker. Trotz umfangreicher und immer teurer werdender medizinischer Versorgung scheint sich das chronische Kranksein wie eine unaufhaltsame Epidemie über unser Land auszubreiten.

In den letzten Jahrzehnten hat sich im Gesundheits- bzw. Krankheitszustand unserer Bevölkerung ein unübersehbarer Wandel vollzogen. Immer mehr Menschen produzieren Krankheitsbilder, die es in dieser Vielgestaltigkeit und dieser Intensität zuvor noch nicht gegeben hat. Immer mehr Patienten kommen mit mehreren schwerwiegenden Krankheitsbildern, auch an unterschiedlichen Organsystemen, in die Praxis – wir sprechen von multimorbiden Patienten, und erschwerend für die Therapeuten kommt noch hinzu, dass immer mehr Patienten auch auf naturheilkundliche altbewährte Therapiearten nur noch ungenügend oder kaum ansprechen. Wir sprechen von Therapieblockaden. Stellvertretend seien hier die rapide Zunahme von Allergien, Pilzerkrankungen, Immunschwächen und chronischen Erkrankungen genannt. Diese Patienten sind »Dauergäste« ihrer Therapeuten geworden.

Was ist passiert? Kürzlich noch wurde allerorten der gewaltige Fortschritt der Medizin bejubelt. Jetzt ist bei vielen Patienten und manchen Ärzten eine große Ernüchterung eingetreten. Ist der vielgepriesene Fortschritt wohl doch nicht so allumfassend?

Wer in der täglichen Zusammenarbeit mit Patienten die Entwicklung der letzten Jahre verfolgt, stellt fest: Diagnose und Therapie sind schwieriger geworden, weil die heutigen Erkrankungen immer mehr von den gewohnten Krankheitsbildern abweichen, weil ihre Ursachen vielschichtiger sind und ihre Therapien vielseitiger werden müssen. Die körpereigenen Regulationssysteme (= Selbstheilungssysteme) sind immer stärker gestört oder gar blockiert. Häufig können dann schon geringe Belastungen dazu führen, das »gefüllte Faß« zum Überlaufen zu bringen, sprich: eine Erkrankung auszulösen. Die zunächst gut funktionierenden Regulationssysteme haben den Patienten so lange symptomlos gehalten, bis sie zusammengebrochen sind.Es ist ganz logisch, dass durch die überlasteten Regulationssysteme Therapien immer schwieriger geworden sind; zum einen wegen der dadurch verringerten Reaktionsfähigkeit des Organismus, zum anderen wegen der zum Teil enormen Grundbelastungen. Die Selbstheilungsfähigkeit ist geschrumpft, der Chronifizierung von Erkrankungen ist Tür und Tor geöffnet.

Selbst viele Naturheilverfahren, die früher erfolgreich waren, greifen heute kaum noch. So war beispielsweise die Eigenblutbehandlung noch vor 15 Jahren die Umstimmungstherapie schlechthin, heute muß sie häufig modifiziert werden, um noch Wirkungen zu erzielen. Sogenannte »Sekundenphänomene« (= sofortige Wirkungseintritte) der Neuraltherapie sind immer seltener zu finden. Die klassische Homöopathie hat heute mit Symptomen zu kämpfen, die von ungünstigen Umweltfaktoren verursacht werden und die die Mittelwahl erschweren. Ebenso geht es der Akupunktur, deren Wirksamkeit durch fortgesetzte energetische Drainagen verringert wird. Elektromagnetische Felder lassen unsere Regulationssysteme entgleisen, die Zunahme parasitärer und mykotischer Belastungen vereitelt manchen therapeutischen Erfolg.

Aus der Vielzahl wechselwirkender belastender Faktoren seien ein paar aufgeführt:

- die zunehmenden Belastungen durch die vom Menschen geschaffene Umwelt, mit einer noch nie dagewesenen Umweltbelastung
- die überfordernde Lebensgestaltung in Beruf und Freizeit, die Reizüberflutung der Medien etc.,
- die massive Zunahme der elektromagnetischen Belastungen durch Handys, Funkmäuse, Mikrowelle etc.
- psychische Überforderungen,
- unzureichende Erholungsphasen,
- die denaturierte und genmanipulierte Ernährung (Wir sprechen schon gar nicht mehr von Lebensmitteln, sondern nur noch von Nahrungsmitteln),
- die intensive Versorgung mit nebenwirkungsreichen Medikamenten.

Was ist die Folge dieser Situation? Man kann es in vier Sätzen auf den Punkt bringen:

- In den industrialisierten Ländern sind inzwischen bei den meisten Menschen die körpereigenen Selbstheilungskräfte überfordert. (Dies sind – um es genauer zu sagen – die körpereigenen Reaktions-, Regulations- und Kompensationsmechanismen. Da wir diese Begriffe später häufig verwenden müssen, bitten wir Sie, sie und andere Ihnen eventuell unverständliche Begriffe sofort im Glossar hinten im Buch nachzulesen, damit Sie vollen Profit aus diesem Buch ziehen können.)
- Diese werden mit den auf den Körper einwirkenden vielen Störfaktoren – also z. B. Schwermetalle, Pestizide und elektromagnetische Belastungen – nicht mehr fertig.
- Einst akute Erkrankungen wie akuter Schnupfen werden zu chronischen Erkrankungen wie chronischen Nasennebenhöhlenentzündungen.
- Krankheit ist in diesem Sinne die Folge von Störfaktoren, die vom Körper nicht mehr bewältigt werden können.

Aber nicht nur die gegenwärtige überaus belastende Situation ist für die Chronifizierung von Erkrankungen verantwortlich, sondern auch die Schulmedizin selbst. Ihre starre Haltung gegenüber wirklichen Neuerungen verhindert die Einführung vieler neuer grundlegender Erkenntnisse in der biologischen Medizin. Als Beispiele seien genannt:

- Die Schulmedizin sucht immer nach »der einen Ursache« der vorliegenden Erkrankung. Tatsächlich ist Erkrankung aber ein Geschehen, das aus dem Zusammenwirken mehrerer belastender Störfaktoren resultiert. In der Medizin nennt man das »multifaktoriell« oder »multikausal«, also durch mehrere Faktoren oder Ursachen bewirkt. In der ganzheitlichen Medizin denkt man jedoch nicht mehr in direkten Ursache-Wirkung-Beziehungen, sondern in Verflechtungen von Wechselwirkungen, Zusammenhängen und Abhängigkeiten.
- Die Schulmedizin konzentriert sich zumeist auf die Beseitigung von Symptomen, die den Patienten plagen. Wenn diese Beseitigung erfolgreich gelingt, findet das verständlicherweise die begeisterte Hochachtung der Patienten. Weil aber bei einer solchen Therapie die eigentlichen Ursachen der Erkrankung, die ja nicht behandelt wurden, unbehelligt weiterwirken können, stellen sich über kurz oder lang neue Symptome ein. Mit diesen wird der Patient zum nächsten Spezialisten überwiesen, wo die neuen

Symptome erneut unterdrückt werden, da der innere Zusammenhang der Symptome nicht erkannt wurde. Symptome unterdrücken bedeutet aber nur »das Warnlämpchen herausdrehen«, nicht: die Ursachen behandeln, deretwegen das Warnlämpchen leuchtet. Deswegen ist in der bioenergetischen Ganzheitsmedizin die Behandlung des Symptoms der Behandlung der Ursache weit untergeordnet.

- Die Schulmedizin ist im wesentlichen eine Anti-Medizin (Antibiotika, Antidepressiva, Antipyretika, Analgetika usw.). Statt mit Antis die Symptome zu unterdrücken, sollten durch Beseitigung der Ursachen die Regulationssysteme entlastet und durch Verbesserung der körperlichen Funktionen und Organe die Selbstheilungskräfte gestärkt werden.
- Die Schulmedizin ist in Fachbereiche gegliedert. So behandelt ein Hals-Nasen-Ohren-Arzt entsprechend Erkrankungen von Hals, Nasen und Ohren. Der Zusammenhang mit dem übrigen Körper, der mit Hals, Nase und Ohren gekoppelt ist, wird dabei wenig berücksichtigt. Oder der Hautarzt (Dermatologe) behandelt die Haut, selten die inneren Störungen, den Darm, die Leber, die Niere o. ä., die zu dieser Hauterkrankung geführt haben. Da der Körper ein Ganzes ist (und natürlich mit der Psyche eng verbunden ist), müssen Diagnose und Therapie ganzheitlich sein.
- Die High-Tech-Medizin hat sich vom Menschen befreit. »Der Herzinfarkt auf der Intensivstation« und »die Leber von Zimmer 14« sind das Sinnbild der modernen Medizin geworden: hochtechnisiert, kämpferisch, unpersönlich bis zur Mißachtung individueller Wünsche (z. B. des Wunsches, in Ruhe sterben zu dürfen). Der Patient als Objekt medizinischer Kämpfe und Siege. Die Medizin ist zum Selbstzweck geworden. Nichts bleibt von Sanftheit, nichts von Einfühlsamkeit. Im Mittelpunkt stehen Technik, Pharmakon und Umsatz, kaum noch der leidende Mensch.
- Die Schulmedizin ist eine fast ausschließlich materiell orientierte Medizin. Die Wissenschaft hat jedoch ausreichend beweisen können, dass Materie eigentlich verdichtete Energie ist und von Informationen »gesteuert« wird. Alle Materie hat energetische und informationelle Gehalte. Diese Erkenntnis wird die Medizin reformieren müssen. In der sog. alternativen Medizin haben diese Erkenntnisse schon lange Einzug gehalten. Das Ihnen in diesem Buch vorgestellte Konzept basiert auf diesen Erkenntnissen. Es behandelt vorwiegend die Bioenergetik als Basis von Gesundheit und Krankheit.

Was also ist so anders an der »Ganzheitsmedizin«? Kurz beschrieben:

- In der bioenergetischen Ganzheitsmedizin geht es weniger um eine bestimmte *Erkrankung* des Patienten, sondern mehr um den Patienten selbst – als Träger einer Erkrankung.
- Diese Erkrankung wird als Folge einer Verkettung und Vernetzung schädlicher *Ursachen* angesehen, die von den *Selbstheilungskräften* des Patienten nicht mehr ausgeglichen werden können.
- Dabei wird *der ganze Mensch* behandelt in seiner individuellen Ganzheit (Individuum = das Unteilbare), und nicht nur seine Teile (= einzelne Organe oder Organsysteme).
- Bei der Ursachenforschung werden auch negative chemische, physikalische und energetische Einflüsse der Umwelt des Patienten einbezogen.
- Der Patient ist nicht eine »statistische Zahl«, sondern einmalig, was man im Sprachgebrauch als »individuell« bezeichnet.
- Die Ganzheitsmedizin bezieht neben der materiellen auch die psychische, die energetische und die informationelle Dimension ein. Sie denkt biologisch.

Das Entscheidende an der Ganzheitsmedizin bzw. der bioenergetischen Ganzheitsmedizin ist also das neue Denken. Es ist nicht nur die Verordnung von naturheilkundlichen Mitteln (»Nehmen Sie bei Darmpilzen ein pflanzliches Antimykotikum!«) oder die Empfehlung gutgemeinter Ernährungsvorschriften (»Essen Sie mehr Haferschleim!«) oder der Einsatz von mehr als einer Therapieform (»Treiben Sie neben unserer Blutwäsche noch viel Sport!«), sondern es ist eine ganzheitliche Schau des Menschen in seiner Wechselwirkung mit sich selbst und mit seiner Umwelt. Hierbei werden die Zusammenhänge, Wechselwirkungen und Abhängigkeiten aller Gewebe und Organe des Menschen in ihren Funktionen und organischen Strukturen beachtet. Ebenso beachtet wie die Steuerungsmechanismen (Hormonsystem und Nervensystem) die biokybernetischen Regelkreise (wie z. B. die Akupunkturmeridiane) und die psychischen Kopplungen, wie sie in dem Begriff der Psychoneuroendokrinoimmunologie zum Ausdruck kommt). Als Beispiele seien genannt das ganzkörperliche Bindegewebs-Grundregulations-System, das ganzkörperliche Nervensystem, das Hormonsystem, das Immunsystem, das Herz-Kreislauf-System, das Lymphsystem, das Verdauungssystem, das Entgiftungs- und

Ausscheidungssystem, das Muskel- und Skelettsystem – alles ganzkörperliche Systeme, die ganzkörperliche Zusammenhänge, Wechselwirkungen und Abhängigkeiten bewirken.

Ferner seien genannt die von Dr. Schimmel beschriebenen ganzkörperlichen Kettenreaktionen, die chinesischen Meridian- und Elemente-Systeme, das indische Chakrasystem. Und es gibt noch viele weitere ganzkörperliche Systeme, auf denen die Ohrakupunktur, die Handdiagnostik und -akupunktur, die Zungendiagnostik, die Irisdiagnostik, die Fußsohlenreflextherapie beruhen. Der Mensch, ein ganzkörperliches Wunderwerk!

Ganzheitliches Denken bedeutet ursächliches Denken, das Finden und Behandeln von versteckten individuellen Belastungen, das vernetzte Denken in biokybernetischen Regelkreisen, die Berücksichtigung psychosomatischer Wechselwirkungen. Und die Vernachlässigung der Psyche ist bei der Behandlung chronischer Erkrankungen oft ein Kunstfehler.

Ganzheitliche Medizin erfordert einen speziellen ganzheitlichen diagnostischen und therapeutischen Ansatz. Hierbei werden die Puzzlesteine des kranken Menschen und seiner Erkrankung gesucht, in ein Ganzes eingeordnet und ganzheitlich behandelt. (Diesem ganzheitlichen Ansatz hat sich auch das Buchprogramm des Jopp/Oesch Verlages verschrieben.) In der ganzheitlichem Medizin heißt es nicht »eines schickt sich für alles«, sondern »jedes an seinem Platz«. Deshalb ist die Ganzheitsmedizin auch eine Zusammenfassung vieler verschiedener Diagnosemethoden und vieler verschiedener Therapiemethoden (wobei aus praktischen Gründen natürlich jeder Therapeut Schwerpunkte haben wird, aber diese unter ganzheitlichem Gesichtpunkt sehen wird). Bioresonanztherapie, Homöopathie, Akupunktur, Colon-Hydro-Therapie, Osteopathie, Chiropraktik, Bach-Blüten, Magnetfeldtherapie, Reiki, Chakrentherapie, Licht- und Farbtherapie, usw., alles sind Bausteine des großen Puzzles der ganzheitlichen Medizin, jedes an seinem Platz.

Ganzheitsmedizinisches Denken erfordert also ein neues Denken, das weit über das auf den Universitäten und auf vielen Heilpraktikerschulen Gelehrte hinausgeht. Das Denken im Therapeutischen Haus mit dem Ziel der Strukturierung des Übergeordneten Therapieplans erfordert völlig neue Denkansätze, wie sie erstmalig an der International Mediterranean University (IMU) vermittelt werden.

Ein Therapeut darf zudem nicht nur daran denken, was seinen Patienten jetzt in diesem Augenblick belastet. Denn die Belastungen der Menschen beginnen schon bei der Befruchtung. Erbgifte wie Toxoplasmose und Adenoviren und ihre pathogenen Informationen nisten sich schon in Samen und Eizelle ein, genetische Veränderungen können zu Fehlbildungen des Neugeborenen führen. Amalgamabriebe der Zähne und Nikotinmoleküle von Zigaretten gelangen von der Mutter durch die Placenta in die Leibesfrucht. Die heutige höhere Vergiftung wird von Müttern und Vätern direkt an ihre Kinder weitergegeben. Zusätzlich besteht bei der Geburt das Risiko von Infektionen durch Viren, Bakterien und Pilze, indem sie diese aus ihrer Umgebung aufnehmen, z. B. im Krankenhaus – und das in einer Zeit, in der der Säugling praktisch noch kein Abwehrsystem besitzt!

Bald darauf drohen die ersten Kinderkrankheiten, die dank behende gegebener Antibiotika statt zum Aufbau der Abwehr zu seiner Blockade und durch die gleichzeitige Abtötung von Darmbakterien zur Fehlbesiedlung des Darms führen können. Weitere Impfungen belasten den jungen Körper, Fehlernährung durch Fast Food und exzessiven Süßigkeitenkonsum stören seinen ordnungsgemäßen Aufbau.

Später werden artfremdes Eiweiß, Pestizide, Metalle usw. im Binde- und Fettgewebe eingelagert, weil sie dort den Körper am wenigsten schädigen. Toxine und andere belastende Stoffe verschlacken das Bindegewebe und verlegen die Transitstrecken zu den Organzellen. Zellstoffwechselstörungen führen zu Vitalitätsminderungen, Leistungsschwächen, Konzentrationsschwächen, weiterer Reduktion der Immunaktitivät und der Entwicklung von immunabhängigen Erkrankungen wie Allergien, Dysbiosen und Darmmykosen. Pestizide, Schwermetallbelastungen, technische elektromagnetische Wechselfelder usw. belasten die Regulationsfähigkeit weiterhin. Mikroorganismen finden ein wohlvorbereitetes Milieu. Wenn dann nicht früh genug und nicht richtig therapiert wird, ist der gesundheitliche Abstieg mit Sicherheit vorprogrammiert.

Das Resultat des Ganzen ist die in den Praxen zu beobachtende Zunahme der chronischen Erkrankungen. Und gerade diese sind es, vor denen die Medizin so oft kapitulieren muß: chronische Allergien, chronisches Rheuma, chronische Herz-Kreislauf-Beschwerden, chronische Stoffwechselstörungen, chronische Hormonstörungen usw. und nicht zuletzt Krebs und Aids. All diese Erkrankungen kann man nicht einfach so bekommen. Um es einmal anders auszudrücken: Sie können nicht durch ein Rheumafeld laufen und haben anschließend Rheuma. Nein. Viele Jahre lang baut sich das Krankheitsbild im Körper schon auf. Viele kleine Warnsymptome müssen überhört werden oder durch Arzneimittel in den Symptomen unterdrückt werden. Boshaft formuliert: Man muss schon wirklich hart daran arbeiten, um überhaupt Rheuma zu bekommen.

Es ist eine Tatsache, dass der weitaus überwiegende Teil aller Erkrankungen funktionell-energetischer Natur ist. Eine Medizin, die diese Erkrankungen erfolgreich behandeln will, muß auf der energetisch-informationellen Ebene arbeiten. Hierzu gehört ein bioenergetisches Diagnose- und Therapiekonzept, das die bestehende energetische Grundbelastung des Patienten erkennen läßt und die Richtung für das therapeutische Vorgehen vorgibt.

Sie werden in diesem Buch häufig die Begriffe »Materie«, »Energie« und »Information« lesen. Was hat es damit auf sich? Warum benötigen wir diese drei Begriffe im Zusammenhang mit Gesundheit und Krankheit?

Es ist erwiesen, dass Materie eine energetische Dimension hat und eine informationelle. Die energetische Dimension der Materie konnte man recht gut an der zerstörenden Gewalt der Atombomben beobachten, und die informationelle Dimension ist das, was die chemischen Abläufe steuert. Man kann sagen: Informationen steuern materiell ablaufende Prozesse, und die Kraft für die Veränderungen liefert die Energie.

So ist der menschliche Körper Materie und Energie zugleich. Er gibt Energie ab und nimmt Energie auf. Er wird von aufgenommenen Informationen gesteuert und steuert seinerseits seine Umwelt durch die Abgabe von Informationen. Dadurch sind auch Gesundheit und Krankheit wesentlich von der körpereigenen Energie und Information abhängig. Diese drücken sich durch elektromagnetische Schwingungen aus, die vom Körper aufgenommen, gespeichert und abgegeben werden können.

Alle Erkrankungen und ihre Vorläuferstadien werden von elektromagnetischen Schwingungen verursacht oder begleitet. Es gibt keine krankhaften Erscheinungen ohne das Vorhandensein krankmachender oder krankhafter Schwingungen im oder um den Körper. Im Körper jedes Patienten sind neben den gesunden (harmonischen) auch »kranke« (disharmonische) elektromagnetische Schwingungen wirksam. Die krankhaften Schwingungen stören die natürlichen Lebensvorgänge und Gleichgewichtszustände des Körpers. Dieser erkrankt, wenn das Gleichgewicht nicht mehr durch Regulationen aufrechterhalten werden kann.

Damit diese Erkenntnisse der Wissenschaft endlich in die Medizin aufgenommen werden können, muß ein ganzheitlich-kausales Diagnose- und Therapiekonzept energetisch ausgerichtet sein.

Ein solches Diagnose- und Therapiekonzept soll Ihnen im Sinnbild des »Therapeutischen Hauses« mit dem vorliegenden Buch vorgestellt werden. Auf den folgenden Seiten werden Sie Möglichkeiten kennenlernen, mit der Sie

- durch ganzheitlich-kausale Diagnose und Therapie zu einer ganzheitlichen Gesundheit zurückfinden können und
- durch eine gesunde Lebensführung die Basis zur Wiedergesundung und Gesunderhaltung legen können.

Dies ist etwas, was kein Therapeut allein leisten kann. Es erfordert die Zusammenarbeit zwischen Therapeut und Patient, zwischen Ihnen und Ihrem Therapeuten.

Wer in der heutigen Zeit mit ihren allgegenwärtigen Belastungen gesund bleiben oder wieder gesund werden will, darf nicht mehr nur ein Konsument medizinischer Dienstleistungen sein, sondern er muß aktiv mitarbeiten.

Das umfassende diagnostisch-therapeutische Gesamtkonzept, das dieses alles umfaßt, wurde von Martin Keymer »Therapeutisches Haus« genannt. (Inzwischen wurde dieser Begriff wegen seiner Anschaulichkeit von vielen Ärzten und Heilpraktikern übernommen.)

Mit dem »Therapeutischen Haus« ist folglich nicht ein konkretes Haus gemeint, z. B. ein Ärztehaus, sondern der Begriff ist symbolisch gemeint. Das Konzept des Therapeutischen Hauses symbolisiert die Ganzheitsmedizin. Es beinhaltet alles, vergleichbar mit einem Haus mit einem festen Fundament und mehreren Stockwerken. Das Haus ist symbolisch gemeint: das Haus sind Sie, das Haus ist Ihr Körper.

- Das Fundament, die Basis des Therapeutischen Hauses, besteht im wesentlichen aus einer gesunden Lebensführung, die die Voraussetzung für Gesundwerden und Gesundbleiben ist. Hierbei ist natürlich die Mitarbeit des Patienten gefragt, denn nur durch seine Einsicht und Bereitschaft kann er eine gesunde Lebensführung erreichen. (Die einzelnen Bereiche einer gesunden Lebensführung werden im Kapitel »Warum Gesundheit nur mit einer gesunden Lebensführung möglich ist« besprochen.)

- Das Erdgeschoß symbolisiert die ganzheitlich-ursächliche Diagnostik. Hier muß geklärt werden, an was der Patient leidet, und warum. In einer Anamnese müssen die Symptome und ihre Hintergründe erfragt werden, mit verschiedenen Testverfahren müssen die ursächlichen Belastungen gefunden oder bestätigt werden. Besonders die in diesem Buch besprochenen bioenergetischen Testverfahren sind in der Lage, versteckte Ursachen aufzudecken und eine gute Basis für die nachfolgende ganzheitliche Therapie zu legen.
- Das erste Stockwerk (oder das Treppenhaus) symbolisiert die den Patienten stabilisierenden therapeutischen Maßnahmen. Hier werden diejenigen Maßnahmen durchgeführt, die eher ganzkörperlicher Art sind und verschiedene basale Systeme des Organismus ansprechen. Im Grunde genommen stellt diese Phase den wichtigsten Teil des Therapie- und Heilungsprozesses in der Ganzheitsmedizin dar. Denn wenn diese Arbeit gut fundiert und erfolgreich ist, werden die körpereigenen Selbstheilungskräfte bzw. die Regulationsmechanismen schon so gut entlastet, dass häufig schon eine Vielzahl von lästigen Symptomen entfällt. Das Krankheitsbild klärt sich.
- Das zweite Stockwerk steht für die speziellen erkrankungsspezifischen Therapien. Hier finden wir die Bioresonanz-Therapie, die Vitalfeld-Therapie, die Homöopathie, die Isopathie, die Osteopathie, die Akupunktur, die Neuraltherapie, die Chirurgie, die Zahnmedizin, die Fokaltherapie, die gezielt verordnete Medikation und die Vielzahl anderer gezielt einsetzbarer Therapiemethoden. Dies ist die Ebene der Ursachenbehandlung. Es enthält die zusätzlichen stabilisierenden Maßnahmen. Dies sind begleitende unterstützende Maßnahmen, die ein Wiederabgleiten in einen krankhaften Zustand weitgehend verhindern. Sie haben also zugleich abschließenden und vorbeugenden Charakter.

Wenn wir in diesem Buch also vom Therapeutischen Haus sprechen (und dieses als Leitfaden unserer Darstellungen benutzen), meinen wir also das spezielle ganzheitliche Diagnose- und Therapiekonzept, wie es im wesentlichen von Martin Keymer entwickelt wurde, und in dem die Ebenen wie die Stockwerke eines Hauses aufeinander aufbauen.

Warum Gesundheit nur mit einer gesunden Lebensführung möglich ist

Die Basis des Therapeutischen Hauses

Der wichtigste Faktor gesunden Lebens ist die gesunde Lebensführung. Weicht ein Mensch von seiner gesunden Lebensführung ab, so wird sich bald Krankheit einstellen. Dann muß das in Unordnung Geratene wieder in Ordnung gebracht werden. Denn nur ein Patient, dessen Lebensführung gesundheitsfördernd ist, kann auf Genesung hoffen. Ein kranker Mensch, der nicht zu einer gesunden Lebensführung zurückkehren will, dem ist schwer zu helfen und der ist nicht zu heilen.

Deswegen ist eine gesunde Lebensführung die Basis jeder erfolgreichen Therapie und absolute Voraussetzung für Heilung. Sie ist kein »Kann« oder »Sollte«, sondern ein »Muß«. Deswegen stellen wir sie hier in diesem Buch auch an den Anfang der Erläuterungen des Therapeutischen Hauses.

Bitte lesen Sie dieses Kapitel sorgfältig, und befolgen Sie es genau. Ihr Therapeut, der Sie nach den Grundsätzen des Therapeutischen Hauses behandelt, hat Ihnen dieses Buch empfohlen, damit Sie sich zu Hause in aller Ruhe mit dem gebotenen Stoff auseinandersetzen können, ihn »verinnerlichen« und genau befolgen. Die Ratschläge, die wir Ihnen im folgenden geben, beruhen auf den Erfahrungen vieler Praxisjahre. Wenn Sie sich daran halten, werden Sie Ihre Therapie wirkungsvoll unterstützen. Wenn Sie es nicht tun, nehmen Sie sich eine gute Heilchance. Mit falscher Lebensführung behindern Sie Heilprozesse, machen sie unmöglich.

Folgende Faktoren sind gemeinsam die Basis des Therapeutischen Hauses:

1. Das Essen
2. Das Trinken
3. Das Pflegen
4. Das Schlafen
5. Das Bewegen
6. Die psychosoziale Situation

1. Das Essen

Die Zeiten, in denen Essen und Trinken noch im Einklang mit der Natur waren und damit dem menschlichen Körper optimal dienten, sind schon lange vorbei. Verfeinerte Speisegewohnheiten brachten neue Rezepte hervor, die sich nicht mehr an den Ernährungsbedürfnisssen des Körpers orientierten; die Industrialisierung von Nahrungsmittelerzeugung und Nahrungsmittelverarbeitung belastet Nahrungsmittel und Getränke mit Fremdstoffen. Neue Eßgewohnheiten wie Fast food führten zu einer einseitigen Ernährung, deren Folge die schier unübersehbaren mannigfachen Mangelerscheinungen sind.

Diese zunehmende Denaturierung der Ernährung wurde von vielen namhaften Ernährungswissenschaftlern und -praktikern beobachtet und kritisiert. Aber sie kritisierten nicht nur, sondern sie entwickelten auch eigene Ideen und Konzepte, wie eine ideale Ernährung auszusehen habe. Die Vielzahl dieser Empfehlungen brachte zunehmende Verwirrung in die Ernährungslandschaft. Diese wurde durch ständig neue Diätvorschläge und Ernährungstips von mehr oder weniger Berufenen gefördert. Das Resultat ist, dass die meisten Menschen nun gar nicht mehr wissen, was sie essen sollen, es sei denn, sie verschreiben sich vertrauensvoll einer bestimmten Richtung.

Doch inmitten dieser unterschiedlichen, sich zum Teil widersprechenden Empfehlungen und Vorschriften gibt es einige grundsätzliche Richtlinien, die bei einer gesunden Ernährung beherzigt werden müssen, und die auch die Grundlage der Ernährung im Rahmen des Therapeutischen Hauses sind. Diese Empfehlungen wurden in der täglichen Praxis gewonnen.

Der erste Gedanke ist der einfachste. Beschäftigen Sie sich einmal mit dem Wort Lebens*mittel*. Lebens*mittel* sind die Mittel, die wir zum Leben brauchen. Sie sind Lebens*vermittler*. Lebens*mittel* sind in sich lebendig. Alles Denaturierte aber, alles in der Mikrowelle Erwärmte, ist tot. Stellen Sie sich einen Apfel vor, der am Baum in der Sonne gereift ist. Verzehren Sie ihn, dann verzehren Sie ein Lebens*mittel,* das alle biologische Kraft eines Apfels in sich vereint. Stellen Sie diesen Apfel aber nur 10 Sekunden lang in eine Mikrowelle, so sieht er optisch noch genauso aus. Würden wir ihn chemisch und physikalisch analysieren, würde er immer noch aus den gleichen Bestandteilen bestehen, aber dieser Apfel ist biochemisch und biophysikalisch gesehen tot. Der Apfelkern dieses Apfels wird nie wieder einen Apfelbaum ersprießen lassen.

Bei der Aufspaltung eines lebendigen Apfels in unserem Darm wird die ganze Energie dieses Apfels frei und geht auf unsere Lebensenergie über. Bei der Aufspaltung eines toten Apfels verbrauchen wir Energie, um aus dem toten Apfel noch Nährstoffe herauszufiltern. Wir verzehren zwar ein Nahrungs*mittel*, aber kein Lebens*mittel* mehr. Der Apfel ist nicht mehr Mittler des Lebens.

Raffinierter Zucker

Es ist bekannt, dass Zucker ein Vitamin- und Mineralienräuber ist und für Karies sowie für viele andere Symptome mitverantwortlich ist. Deswegen sollte man ihn so sparsam wie möglich verwenden.

Das entscheidende Problem für die gesamtheitliche Belastung durch Zucker ist jedoch die Häufigkeit des Zuckerkonsums. Morgens zum Frühstück, mittags zum Mittagessen, nachmittags zu Kaffee und Kuchen, abends zum Abendbrot oder mal zwischendurch der kleine Snack – immer ist Zucker dabei. Marmelade, Brötchen, Kaffee, Pudding, Kuchen, Schokolade usw. – fast alles ist mit Zucker angereichert.

Das ständige Süßen jedoch führt schon nach kurzer Zeit zu einer Verschiebung des Darmmilieus. Weil sich dadurch die Lebensbedingungen der Darmbakterien ändern, folgt eine Verschiebung der Darmflora, z.B. durch Wachstumshemmung der Kolibakterien. Auf deren Folgen gehen wir im Artikel über den Darm ein. (Bitte lesen Sie unbedingt diesen Artikel ab Seite 115, der Ihnen die Hintergründe der ganzen Darmproblematik detailliert erläutert.)

Hier ist jedoch wichtig festzustellen, dass raffinierter Zucker eine der Hauptursachen von Darmfehlbesiedlungen und Darmpilzbefall ist. Eine Darmsanierung kann folglich nur dann erfolgreich sein, wenn Sie Zucker für längere Zeit radikal vom Speiseplan streichen und damit eine Darmmilieuumstellung bewirken.

Das bedeutet: Für längere Zeit absolut keinen Zucker, besonders keinen raffinierten Zucker (weißer Zucker, brauner Zucker), aber auch – zumindest in den ersten Monaten – keinen leicht abbaubaren Fruchtzucker, Traubenzucker, Milchzucker, Rübenzucker. (Süßstoffe sollten Sie wegen ihrer wahrscheinlich krebsfördernden Eigenschaften sowieso vermeiden.) Die Reduzierung des Zuckerkonsums auf ein absolutes Mindestmaß ist ein zentrales Gebot des Therapeutischen Hauses. Während einer Pilztherapie und einer Darmsanierung darf Zucker in keiner Form verzehrt werden.

Nach erfolgreicher Darmsanierung (nach etwa zwei Monaten bis etwa einem Jahr) kann der Zucker wieder in den Speiseplan aufgenommen werden, aber auch dann nur selten und in geringen Mengen, um das ständige Ansüßen des Darms und einen Rückfall in die Milieuverschiebung zu vermeiden.

Statt Zucker dürfen Sie allerdings Ahornsirup, Agaven-Dicksaft, Roh-Rohrzucker, kalt geschleuderten Bienenhonig, Birnendicksaft und Stevia verwenden, auch mal in größeren Mengen.

Schweinefleisch

Es tut uns leid, auch Schweinefleisch ist während und auch nach einer Therapie nach den Richtlinien des Therapeutischen Hauses absolut verboten.

Das betrifft nicht nur das beliebte Schweineschnitzel, sondern auch alles andere, was mit Schweinefleisch hergestellt wird: jegliches Schweinefleisch, Schweinewurst oder auch Wurst mit Schweineanteilen, Schweinefett, Schweineschmalz, Schweinespeck, Schweineschinken, das alles auch in Spuren. Sogar in der Gelatine von Gummibärchen und in manchen Hautcremes ist Schweinefett enthalten, zur Verbesserung der Cremigkeit.

Warum sind wir da so strikt? Warum ist eine absolute Einhaltung des Schweinefleischverbots so notwendig? Weil Schwein für den Menschen hochtoxisch, also hochgiftig ist! Das hat vielerlei Gründe:

- Schweinefleisch hat einen sehr hohen Fettgehalt. Selbst sogenanntes mageres Schweinefleisch enthält noch große Mengen Fett, da dieses im Gegensatz zu anderen Fleischsorten (z. B. Hammel und Rind) auch intrazellulär, d. h. in den Zellen, angereichert wird, während Fett sonst praktisch nur im Fettgewebe gefunden wird. Sie können das daran erkennen, dass selbst ein magerer Schweinebraten, der in eine heiße Pfanne gelegt wird, sofort Fett freigibt und im eigenen Fett gebraten werden kann.
- Schweinefleisch hat einen hohen Cholesteringehalt, da Fett immer mit Cholesterin vergesellschaftet ist. Der menschliche Organismus benötigt Cholesterin zwar für die verschiedensten Aufgaben, z. B. für den Aufbau

von Zellmembranen oder für den Fettransport, aber Schweinefleisch treibt leicht den Cholesteringehalt des Blutes hoch.

- Schweinefleisch enthält ein Eiweiß, das aufgrund seiner Struktur eine hohe Verwesungsrate hat. Es geht sehr schnell in Fäulnis über. Die dabei entstehenden Fäulnisprodukte belasten Darm, Lymphe, Blut, Leber und alle Entgiftungs-, Ausscheidungs- und Toxinspeicherorgane erheblich. Durch Fett, Cholesterin und seine spezifische Eiweißstruktur ist Schweinefleisch einer der größten Förderer von Arteriosklerose.
- Die Eiweißstruktur des Schweinefleischs ist derjenigen des menschlichen Fleisches ähnlich. Dadurch wird es bei der Verdauung vom darmständigen Abwehrsystem nicht als Fremdkörper erkannt, sondern kann leicht durch die Darmwand ins Lymphsystem und ins Blut gelangen mitsamt seinen Eiweißfäulnisprodukten und Toxinen. Dies geschieht viel schneller und leichter als bei allen übrigen tierischen und pflanzlichen Eiweißen.
- Schweinefleisch hat eine negative Wirkung auf das Bindegewebe. Das Bindegewebe hat die Aufgabe, den Organismus als Ganzes zusammenzufügen. Das Wasser im Bindegewebe wird von kleinmolekularen Verbindungen gehalten, die zumeist schwefelhaltig sind. Je mehr von diesen schwefelhaltigen Verbindungen im Bindegewebe vorhanden sind, um so mehr Wasser wird festgehalten, und um so aufgequollener ist es. Da nun Schweinefleisch stark schwefelhaltig ist, lagert sich bei Schweinefleischverzehr ein großer Teil dieser schwefelhaltigen Verbindungen im Bindegewebe ein. Dadurch saugt sich das Bindegewebe wie ein Schwamm mit Wasser voll, es quillt bei häufigem Schweinefleischverzehr förmlich auf! Da diese schwefelhaltigen Verbindungen organspezifisch sind, können Sie manchmal bei Ihren Mitmenschen geradezu erkennen, welches Schweinefleisch sie am liebsten essen: Nacken, Rückenspeck, Bauchspeck, Schinken. Ausgeprägte Bauchspeckansammlungen oder die besonders bei Frauen unbeliebten Fettansammlungen am Gesäß oder an den Oberschenkeln sind oft auf den Verzehr von Bauchspeck oder Schinkenspeck zurückzuführen.
- Schleimsubstanzen des Schweinefleischs werden in Sehnen, Bändern und Knorpeln des Bewegungsapparats eingelagert. Diese Bindegewebssubstanzen werden durch Schweinefleischverzehr gewissermaßen verschleimt, weich und wenig widerstandsfähig. Als Folge überdehnen sich Sehnen leichter, Bänder können den Belastungen nicht mehr standhalten,

der Knorpel degeneriert. Dadurch entstehen typische Erkrankungen wie Rheuma, Arthritis, Arthrosen, Bandscheibenschäden.

- Schweinefleisch ist reich an Wachstumshormon, das nicht nur ein verstärktes Wachstum der Jugendlichen bis hin zur Pubertät bewirkt, sondern auch bei Erwachsenen aktiv ist, indem es Entzündungen, Gewebsauftreibungen usw. fördert. Da es alle Wachstumsprozesse fördert, bewirkt es auch das Wachstum von Krebszellen. Durch die Bindegewebsverschlakkung ist es ursächlich an der Krebsentstehung beteiligt, durch das Wachstumshormon beschleunigt es das Wachstum des Krebses.
- Schweinefleisch enthält eine hohe Histaminkonzentration, die höchste der Schlachttiere. Histamin ist jedoch der stärkste Auslöser allergischer Reaktionen. Dadurch fördert Schweinefleisch allergische Prozesse, von Hautallergien wie Nesselfieber und Neurodermitis angefangen bis zum Heuschnupfen. Es unterstützt auch entzündliche Prozesse, wie Abszesse, Furunkel, Karbunkel, Darmentzündungen, Venenentzündungen, Ausfluß der Frauen, aber auch entzündliche Hauterkrankungen, wie Ekzeme. Bei jeder Streßbelastung kommt es zur Freisetzung von Histamin, das die negativen Erscheinungen von Streßbelastungen fördert. Ein mit Schweinefleisch ernährter Körper ist durch den höheren Histamingehalt weniger streßbelastbar, und er neigt deswegen eher zu Magengeschwüren, Herzarrhythmien und Herzinfarkten.
- Die Gifte (Toxine) des Schweinefleisches stören Nervenfunktionen und damit alle anderen Funktionen des Organismus. Sie können in Blut, Lymphe, Geweben und auch Organen zu allergischen und / oder entzündlichen Reaktionen führen.
- Schwein ist der größte Lymphbelaster, den man testmäßig erfassen kann. Die Lymphbelastungen nach Verzehr von Schweinefleisch wirken noch vier Wochen nach. Eine erfolgreiche Lymphtherapie ist bei fortgesetztem Schweinefleischverzehr unmöglich.
- Die Schweine der Massentierhaltung sind hochsensible Tiere. Sie reagieren schon auf den geringsten Streß mit einem hohen Adrenalinausstoß und mit Herzinfarkt. Davon kann jeder Schweinezüchter ein Lied singen. Falls Sie vor ein paar Jahren den entsprechenden Bericht in Spiegel-TV gesehen haben, wissen Sie, was wir meinen …
- Insgesamt ist das Schwein ein krankes, verseuchtes Tier, das sein biologisch mögliches Alter nicht erreichen kann.

Sie sehen, warum das Essen von Schweinefleisch jede Therapie unterläuft und sie sogar total verhindern kann. Das ist bei den sogenannten »Bioschweinen« nicht wesentlich anders. Deswegen untersagen die Therapeuten des Therapeutischen Hauses ihren Patientinnen und Patienten den Verzehr von Schweinefleisch strikt. Wir nehmen an, dass Sie das nach dem hier Beschriebenen verstehen und befürworten. Schweinefleisch ist während der Therapie und auch danach in jeder Form strikt untersagt.

Eine toxische Belastung des Organismus oder einzelner Organe bzw. Gewebe kann mit entsprechenden Testampullen festgestellt werden. Durch Gabe von Inversschwingungen (siehe Glossar) von Schweinefett kann die Ausleitung im Gewebe eingelagerter Suis-Toxine (= Schweinefleischgiftstoffe) unterstützt werden.

Kuhmilch

Kuhmilch ist in unserem Kulturkreis zumeist das erste Fremdeiweiß, das der Mensch mit oder nach der Muttermilch (oder leider auch anstelle der Muttermilch) zu sich nimmt. Im frühen Säuglingsalter sind jedoch weder die Darmflora noch die darmständige Abwehr auf die Verstoffwechselung des Kuhmilcheiweißes eingestellt. Deswegen kommt es häufig zu allergischen und entzündlichen Reaktionen auf die Kuhmilch, und diese

Reaktionen halten oft ein Leben lang an, wenn sie auch später durch körpereigene Anpassungsmechanismen unterschwellig werden und zu einer sogenannten maskierten Allergien führen. Aber auch ein Laktasemangel kann zu Kuhmilchunverträglichkeiten führen, und zwar des Milchzuckers.

Kuhmilch und Kuhmilchprodukte müssen also – wenn sie sich im Test als unverträglich erwiesen haben – so lange gemieden werden, bis die Unverträglichkeit bzw. die Allergie erfolgreich therapiert wurde. Dies ist bei einem Laktasemangel meistens nicht möglich.

Allergien auf Kuhmilch können mit entsprechenden Testampullen leicht festgestellt werden. Hierzu werden dem Patienten mittels Testampullen die Schwingungen von Kuhmilch aufgeschwungen und seine Reaktion darauf getestet.

Darüber hinaus ist die Kuhmilch für den menschlichen Körper ohnehin nicht der tolle Energiespender, als der sie immer wieder dargestellt wird. Man kann sehr gut ohne Kuhmilch auskommen. Denn das in der Milch enthaltene Kalzium kann gut mit anderen Nahrungsmitteln aufgenommen werden. Zudem ist ein Normwert der Kalziumaufnahme kaum festzulegen – Eskimos nehmen mit der Ernährung viel weniger und Schweden viel mehr Kalzium auf als wir Mitteleuropäer. Und Afrikaner, Chinesen und Indianer trinken fast gar keine Milch, weil sie sie auf Grund Laktasemangels gar nicht vertragen. Ein übermäßiger Genuß von Kuhmilchprodukten – z. B. von Quark und Joghurt – fördert sogar die Darmfäulnis und kann der Bildung von Darmpilzen Vorschub leisten.

Getreide

Getreide ist ein hervorragender Energiespender, ohne Zweifel. Der morgendliche Frischkornbrei ist ein Vitalitätsspender ohnegleichen: Vitamine, Enzyme, Spuren- und Mengenelemente in Fülle, und die Ballaststoffe werden gleich mitgeliefert.

Aber Getreide – speziell der Weizen – ist auch eines der stärksten Allergene. Bei gestörter Enzymstruktur im Darm kann es zu einer großen Belastung werden. Gliadin (Prolamine in Weizen- und Roggenkörnern) und Gluten (das »Klebereiweiß« im Weizen und anderem Getreide außer Mais und Reis) können die Darmzotten verkleben und denaturieren und zu Zöliakie (siehe Glossar) bzw. Sprue (siehe Glossar) führen. Starke Übersäuerungen des Darms und des Körpers können durch Getreidegenuß noch verstärkt werden.

Bevor man sich also dazu entschließt, die Ernährung durch Getreide in den Mittelpunkt des Speiseplans zu stellen, sollte man sich vergewissern, ob man dieses überhaupt verträgt. (Das gilt übrigens auch für die Mayrkur, die ausgerechnet Kuhmilch und Weizenmehl – die zwei Hauptallergene – als Therapeutika einsetzt.)

Körner werden – ebenso wie die Rohkost – dann nicht gut vertragen, wenn die enzymatische Situation des Verdauungssystems nicht dafür geeignet ist (z. B. bei einer Bauchspeicheldrüsenschwäche) oder wenn der Darm gereizt ist, z. B. durch Allergene oder Infektionen. Dann können sie sogar schädlich wirken, weil z. B. Rohkost bei Enzymmangel in den tieferen Schichten des Darms zu Reizzuständen führen kann, wenn die Kohlenhydrat- und

Stärkeverdauung noch nicht abgeschlossen sind. In diesen Fällen wirken Rohkost und Körnerkost ausgesprochen belastend.

Wichtig bei einer Beurteilung von Getreidekost, Rohkost und Vollwertkost ist also nicht nur ihr Nährwert, sondern auch die Beurteilung der Darm- und Enzymsituation. Sie sehen also wieder, dass sich nicht eins für alle schickt, sondern dass besonders in der Ernährung ein individueller Plan aufgestellt werden muß.

Müsli

Wegen des hohen Anteils raffinierter (industriell aufbereiteter) Lebensmittel in der Nahrung ist der Darm nicht mehr an Ballaststoffe gewöhnt. Um die Darmfunktionen anzuregen und dem Darm lebensnotwendige Ballaststoffe zu geben, sollte – wenn das vom Darm toleriert wird – jeden Morgen ein frisch gemahlenes Schnitzermüsli (ein Müsli nach Dr. med. dent. Johann G. Schnitzer) gegessen werden. Dieses Müsli hat auch den Vorteil, dass es reich an Vitaminen und Mineralien ist und dem Organismus viel Energie gibt.

Aber: Weizenallergiker dürfen im Müsli keinen Weizenanteil haben, und es müssen ganz allgemein Getreideallergien beachtet werden, auch die gegen Roggen, Hafer usw., und ebenfalls gegen beigemischte Früchte.

Ballaststoffe

Über das frisch gemahlene Schnitzermüsli hinaus sollte jede Mahlzeit einen Anteil an Rohkost und/oder Obst enthalten. Generell sollte die Ernährung so gestaltet werden, dass die Gemüse-, Obst- und Rohkostanteile der Nahrung beträchtlich vermehrt werden.

Mineralhaushalt

Wenn von Störungen des Mineralhaushalts gesprochen wird, geht es meistens um Mineralmangelerscheinungen. Sie kennen das: Zeitschriftenartikel zum Thema Mineralmangel, Vorträge zu mineralmangelbedingten Erkrankungen, Anzeigen für Mineralprodukte zum Ausgleich von Mineralmangel. Dabei wird aber ganz vergessen, dass es auch Übermineralisationen gibt. Diese gegensätzlichen Störungen des Mineralhaushaltes werden im wesentlichen selbst herbeigeführt. Hierbei spielen insbesondere billige Multimineraltabletten eine Rolle, die wegen des Preises künstlich hergestellt und somit nicht bioverfügbar sind. Sprich: Der Körper, speziell die Zellen, können die eingenommenen Mineralien nicht aufnehmen. In der Selbstmedikation werden diese Mineraltabletten häufig völlig überdosiert (teilweise aber auch von Therapeuten, die sich mit dem Thema nicht wirklich beschäftigt haben, verordnet).

Eine weitere wesentliche Quelle der Übermineralisation ist der exzessive Verbrauch von Heilwässern und Mineralwässern, die ebenfalls nicht bioverfügbare Mineralien enthalten, sowie fast alle Power-Energiedrinks.

Diese Überfrachtung mit anorganischen Mineralien belastet die Ver- und Entsorgungssysteme unserer Zellen im Gewebe, führen hier zu Ansammlungen, zur Verschiebung der elektrischen Ladung und sind im Extrem auch mit ein Grund für das Auftreten von Steinleiden. Viel seltener wird die Übermineralisation auch durch Stoffwechselstörungen hervorgerufen.

Mangelerscheinungen und Übermineralisationen kann man mit einer entsprechenden Ernährungsumstellung beikommen, bei einer Stoffwechselstörung ändert sich durch eine Ernährungsumstellung wenig. In diesem Fall muß eine spezifische Stoffwechseltherapie durchgeführt werden, z. B. mit der Bioresonanztherapie oder der klassischen Homöopathie.

Therapeuten des Therapeutischen Hauses können die Verstoffwechselung von Mineralien dadurch anregen, dass sie dem Organismus die Schwingungen der betreffenden Mineralien übertragen. Dadurch wird der Resonanzboden der jeweiligen Mineralien verstärkt, was zu einer besseren Verwertung führt.

Bei einem absoluten Mangel eines Mineralstoffes nützt das Einschwingen allerdings nichts, weil der Resonanzboden (also das Mineral) im Körper fehlt. Ein gutes Beispiel ist Selen, das aufgrund der ausgelaugten Böden heute geradezu zu einem Modemangel geworden ist.

Bei absoluten Mangelerscheinungen hilft nur eine radikale Ernährungsumstellung bzw. eine Substitution des betreffenden Minerals. Bei einer Substitution muß natürlich in der Dosierung behutsam vorgegangen werden, denn eine Überdosierung führt wiederum zu einer ungünstigen Verschiebung im Mineralstoffhaushalt. Hierbei muss natürlich streng auf die Bioverfügbarkeit des verordneten Minerals geachtet werden.

Orthomolekulare Therapie

Fehlende Substanzen wie Mineralien können zu psychischen, funktionellen und organischen Erkrankungen führen. Da selbst eine Ernährungsumstellung die Defizite manchmal nicht ausgleichen kann, weil die geforderten Stoffe in der Ernährung fehlen, wurde die orthomolekulare Medizin eingeführt.

Der Begriff heißt übersetzt »Medizin mit den richtigen Molekülen« und bedeutet, dass dem Organismus gezielt exakt die gebrauchten Substanzen in exakt der gebrauchten Menge zugeführt werden. Dadurch sollen Übermineralisierungen und Mineralverschiebungen vermieden werden, die bei Komplexpräparaten leicht auftreten können.

Vitamine

Bei ausreichender Versorgung unseres Körpers mit einer Mischkost aus Lebensmitteln haben wir eine ausreichende Versorgung mit Vitaminen. In bestimmten Bedarfssituationen, die Ihr Therapeut erkennen wird, sollte jedoch die Heilung durch zusätzliche Vitamingaben beschleunigt werden.

Das Vitamin aber, das wir permanent brauchen, ist Vitamin C, weil unser Körper Vitamin C nicht bilden kann.

»Wir haben heute solides Datenmaterial, das zeigt, dass jeder, der seine tägliche Nahrung mit Nahrungsergänzungen unterstützt, das Risiko, an einer Vielzahl von ernsthaften Krankheiten zu erkranken, deutlich verringern kann«, sagt David Heber, M.D., Ph.D., des Zentrums für menschliche Ernährung an der Universität von Californien, Los Angeles, USA.

Oft wird die Frage gestellt, welche Vitamine sinnvoller sind, die synthetisch hergestellten oder die natürlichen. Die Frage ist relativ einfach zu beantworten. Vitamine, die aus Lebensmitten gewonnen werden, enthalten Nährstoffe, die in synthetischen Präparaten nicht vorkommen. Synthetische Vitamine kopieren nur einen von möglicherweise Dutzenden von natürlichen

Nährstoffen. Synthetische und chemische Produkte sind günstiger herzustellen und damit auch billiger, haben aber auch eine längere Haltbarkeit als natürliche Vitamine.

Der Säure-Basen-Haushalt

Gesundheit ist ein Balanceakt – unsere Gewebe und Zellen müssen basisch sein, um optimal funktionieren zu können, aber wir ernähren uns überwiegend Säure-spendend und Säure-produzierend, und auch unser Körper bildet Säuren, z. B. durch den Stoffwechsel.

Ernährungswissenschaftler und Biochemiker gehen davon aus, dass der pH-Wert (das Maß für den Säure-Basen-Haushalt) einer der wichtigsten Faktoren eines gesunden Organismus ist. Sie betonen, dass es äußerst wichtig ist, den Körper im basischen Bereich zu halten. Denn die Zellen, die uns Energie liefern, müssen basisch sein, damit sie die hierfür notwendigen Säuren produzieren können. Die sauren Valenzen dürfen im Körper nicht überhand nehmen, sie dürfen keine Funktionen blockieren.

Wie Sie sicherlich wissen, geht die pH-Skala von 1 bis 14, mit 7 als neutralem Wert. Alles, was unter 7 ist, ist sauer, alles, was über 7 ist, ist basisch.

Im Körper haben verschiedene Gewebe und Organe unterschiedliche pH-Werte bzw. pH-Schwankungsbreiten. So haben die Organzellen mit einer Norm von pH 7 fast keine Toleranz, das Blut hat mit normal 7,35 bis 7,45 (maximal 7,3 bis 7,8) einen extrem geringen Toleranzbereich, der Toleranzbereich des Urins ist wegen der Ausscheidungsfunktion der Nieren vergleichweise groß: pH 4,8–7,5. Ein gesunder Magen verträgt sogar eine Salzsäure mit einem pH von 1 (die Speiseröhre und der Darm dagegen nicht!).

Werden Bindegewebe und Organzellen des Organismus chronisch übersäuert, dann werden lebensnotwendige Funktionen gestört oder blockiert, und eine Vielzahl säurebedingter Erkrankungen entstehen (die dann durch »Einregulierung« der Säure-Basen-Balance behandelt werden müssen!), z. B. nervliche Übererregbarkeit und nervlich-psychische Störungen wie Depressionen und Erschöpfung, Zellulitis, rheumatische Erkrankungen, Osteoporose, Diabetes Typ II, Krebs, Schmerzen, Beschwerden vor und während Menstruation und Klimakterium. Die Übersäuerung ist ein »Chamäleon« der Medizin, sie kann – ebenso wie die allergische Überempfindlichkeit – fast alle Erkrankungen verursachen oder verstärken; und tatsächlich führt auch die Übersäuerung häufig zu allergischen Reaktionen.

Im Rahmen des Diagnose- und Therapiekonzeptes der Basis des Therapeutischen Hauses ist die Ernährung ein ganz wichtiger Faktor zur Beeinflussung des Säure-Basen-Haushaltes. Die meisten Forscher und Praktiker haben sich darauf geeinigt, dass die Ernährung zu ca. 70–80 % aus Basen-produzierenden und zu ca. 20–30 % aus Säure-produzierenden Nährstoffen bestehen sollte. Dies ist ein ganz wichtiger Hinweis – und viele Therapeuten legen zu Recht großen Wert auf eine überwiegend basische Ernährung! Tabellen hierzu können Sie in den entsprechenden Sachbüchern oder bei Ihrem Therapeuten erhalten.

Die Therapie zur Reduktion der Säure im Körper kann weiter durch die 5-Elemente-Tees nach M. Keymer, durch orthomolekulare Substanzen und Basenpulver, durch Vermeidung von Distreß und besonders durch reines hochohmiges Wasser sowie durch Ableitung über die Haut durch Basenbäder und Saunabesuche unterstützt werden.

2. Das Trinken

Trinkwasser

Trinkwasser ist das Lebensmittel Nr. 1. Aufgrund der immensen Wichtigkeit richtigen Trinkwassers für den Körper haben wir ihm hier einen längeren Artikel gewidmet.

Der normale tägliche Wasserverlust des Körpers beträgt durch Urinausscheidung, Stuhlausscheidung, Schwitzen und Atmung etwa 2,4 Liter. Durch die Ernährung und das im Zellstoffwechsel gebildete Wasser gewinnen wir etwa 1,2 Liter zurück. Die restlichen 1,2 Liter müssen durch Trinken zugeführt werden, sonst geraten wir zunehmend in Wassermangel, der – wenn er größere Ausmaße annimmt – zu ernsthaften Zellfunktionsstörungen und damit chronischen Erkrankungen führen kann.

Die tägliche Mindesttrinkmenge beträgt also etwa 1,5 Liter Trinkwasser, um die biochemischen Funktionen des Organismus aufrechtzuerhalten. Während einer Therapie muß diese Menge aber unbedingt wesentlich erhöht werden, auf etwa 2,5 Liter pro Tag. Denn dabei müssen Entgiftungs- und

Entschlackungsprozesse in Gang gesetzt werden, die nur bei Zufuhr von viel reinem Wasser erfolgreich ablaufen können.

Besonders bei der Symbioselenkung wird die Giftausleitung über den Darm in Gang gesetzt, und es kommt zu einer vermehrten Freisetzung von Giften im Gewebe, die nur mit viel Wasser erfolgreich ausgeschwemmt werden können.

Wenn dann zu wenig Wasser getrunken wird, können die Gifte und Schlacken nicht ausreichend ausgeschwemmt werden. Aber selbst die herausgelösten Gifte »überschwemmen« sozusagen das Blut.

Die Nieren, welche die Gifte und Schlacken aus dem Blut herausfiltern und im Urin ausscheiden sollen, müssen den Urin höher konzentrieren. Dabei haben sie aber ihre Leistungsgrenzen. Werden diese überschritten, dann werden sie in der Endphase der Konzentration giftige Stoffe ins Nierenmark zurückgeben. Dabei wird die Konzentration im Nierenmark zunehmend toxischer. Hält jener Zustand an, führt dies zu Irritationen der Niere. In der Folge wird die Ausscheidungsfunktion der Nieren zunehmend gestört. Dadurch können die Nieren nicht mehr soviel Toxin ausleiten, wie sie eigentlich sollten, und es kommt zum Rückstau von Giften, zuerst ins Blut, dann ins Gewebe.

Durch zu wenig Trinken entsteht also eine schleichende Selbstvergiftung des Körpers, die oft in chronischen Erkrankungen mündet, die unheilbar sind, wenn man die Ursache nicht erkennt.

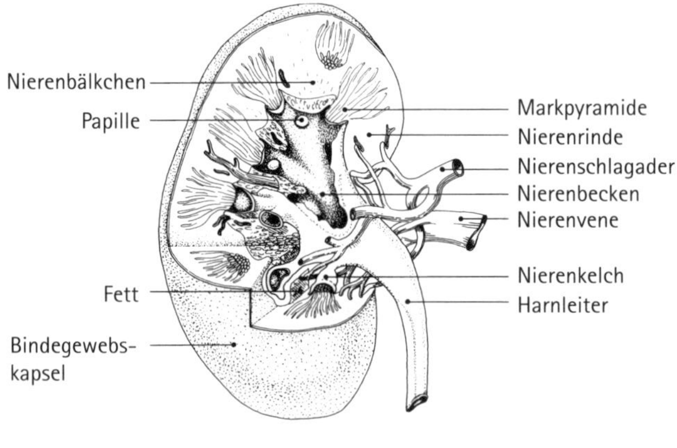

Aufbau einer Niere

Wer nicht genügend trinkt, kann nicht entgiftet werden, darf nicht amalgamsaniert werden, darf nicht bakteriensaniert werden, kann nicht mykosesaniert werden.

Der Organismus braucht also viel *Wasser*, besonders während einer Entgiftungs- und Entschlackungstherapie! Und dieses *Wasser* müssen wir ihm täglich zuführen! Und zwar mineralarmes, möglichst energiereichesWasser.

Denn Mineralien in Mineral- und Heilwässern, in einigen Orthomolekularpräparaten und in dem meisten Power-Energie-Drinks sind in aller Regel linksdrehend. Das bedeutet, dass Wasser die Eigenschaft hat, die Ebene linear polarisierten Lichtes entgegen dem Uhrzeigersinn zu drehen. Wenn Ihnen dies zu theoretisch ist, können wir das gut verstehen. Es bedeutet für Sie lediglich, dass »linksdrehende« Mineralien vom Darm zu 100 % ins Blut aufgenommen werden. Von dort gehen sie ins Bindegewebe und in die Lymphe, aber nicht in die Zellen. Denn die Zellen nehmen keine linksdrehenden Mineralien auf.

Diese Mineralien sind für den Zellmineralhaushalt vollkommen wertlos. Da sie sich aber im Bindegewebe ablagern, erzeugen sie einen osmotischen Druck, der das Wasser aus den Zellen zieht. Ein Wassermangel in den Zellen ist aber für den Zellstoffwechsel schädlich.

Eine extreme Situation ergibt sich bei Schiffbrüchigen, die hochmineralhaltiges Meerwasser trinken: Sie sterben an einer Entwässerung (Dehydratation) der Zellen, die dadurch funktionsunfähig geworden sind.

Statt dass die »linksdrehenden« Mineralien direkt in die Zellen gehen können, müssen sie an sogenannte Carrier, also Transporteiweiße, gebunden werden. Diese schleusen sie in die Zellen ein. Wenn das nicht erfolgt, müssen die linksdrehenden Mineralien aus dem Körper entfernt werden, um ihn nicht durch Ablagerungen zu belasten. Dies geschieht über die Nieren, was die Ausscheidungsfunktion der Nieren zusätzlich belastet. Daran sollte man denken, wenn man Mineralwasser trinken will.

Natürlich braucht der Organismus Mineralien, aber gemeint sind die organisch gebundenen Mineralien von Pflanzen und Fleisch, nicht die anorganischen Mineralien der Mineralwässer.

Aber auch Leitungswasser ist kein reines Wasser. Es ist zusätzlich zu den Mineralien noch schadstoffbelastet.

Die Probleme des Trinkwassers sind allgemein bekannt. Die zunehmende

Verschmutzung des Wassers mit chemischen Stoffen und Schmutzpartikeln unterschiedlicher Herkunft kann von den Wasserwerken nur noch mit großem Aufwand bewältigt werden. Selbst die Einhaltung von Grenzwerten bedeutet nicht, dass das Trinkwasser rein und gesund ist. Es beinhaltet noch viele niedermolekulare Partikel, und es enthält auch noch die Schwingungen der Schadstoffe.

Zur Nachaufbereitung des Leitungswassers sind von der Industrie mehrere Verfahren entwickelt worden. Das interessanteste Verfahren ist die Umkehrosmose, weil sie die nach der Wasseraufbereitung noch im Leitungswasser verbliebenen Schadstoffe und Mineralien fast restlos entfernt. Das durch die Umkehrosmose mineralarm und schadstoffarm gemachte Wasser hat eine Reihe von Eigenschaften, die der Körper braucht:

Der pH-Wert

Der pH-Wert bezeichnet den Säuregrad des Wassers. Er richtet sich nach der Konzentration der im Wasser vorhandenen Wasserstoffionen. Dadurch ist er abhängig von der Art der Mineralien. Der neutrale pH-Wert des Wassers liegt bei 7, der ideale Wert etwas darunter. Leitungswasser hat heutzutage im allgemeinen einen pH-Wert von 7,6–7,8. Leider führt eine ständige Zufuhr von Leitungswasser nicht zu einer Entsäuerung des Körpers, sondern nur zu einer Belastung des Blutes, denn das Blut sollte einen pH-Wert von etwa 7,35 haben.

Die Umkehrosmose kann durch die Entfernung von Mineralien und Schadstoffen den pH-Wert senken.

Der rH_2-Wert

Der rH_2-Wert bezeichnet das Vermögen des Wassers, mit enthaltenen Stoffen chemisch zu reagieren und dabei Elektronen hinzuzugewinnen oder abzugeben. Je mehr Elektronen Wasser enthält, desto niedriger ist der rH_2-Wert. Der neutrale Wert liegt bei 28, der ideale Wert bei 22. Hier ist der Austausch von Sauerstoff mit Kohlendioxid am besten möglich. In der Realität hat Leitungswasser einen rH_2-Wert von zumeist 32–36, Umkehrosmose-Wasser hingegen von 28–30.

Der r-Wert

Der r-Wert bezeichnet den elektrischen Widerstand des Wassers, gemessen in Ohm. Dieser Wert wird durch die Gesamtmenge der im Wasser enthaltenen Stoffe bestimmt. Ein Wasser, das viele Mineralien in ionisierter Form (die sog. Elektrolyte, siehe Glossar) enthält, hat eine hohe Leitfähigkeit. Der Widerstand des Wassers gegen elektrischen Strom ist folglich niedrig. Ein Wasser, das wenig Mineralien in ionisierter Form (= Elektrolyte) enthält, hat eine niedrige Leitfähigkeit. Der Widerstand des Wassers gegen elektrischen Strom ist folglich hoch. Das ist es, was wir brauchen: mineralarmes Wasser.

Idealerweise sollte der r-Wert des Wassers weit über 10 000 Ohm liegen – je höher, desto besser. Wir finden ihn nur bei mineralarmem Wasser, z. B. bei Umkehrosmose-Trinkwasser. Leitungswasser liegt üblicherweise bei bescheidenen 1000 Ohm.

Sie sehen, warum das Trinkwasser im Konzept des Therapeutischen Hauses eine zentrale Position einnimmt. Von ihm hängt viel ab, Krankheit wie Gesundheit. Im Rahmen des Therapeutischen Hauses dient das Trinkwasser besonders der Entgiftung und Entschlackung des Organismus. Deshalb wird hier besonders nachhaltig ein mineralarmes Trinkwasser gefordert. Denn diese Aufgabe kann nur von einem mineralstoffarmen, reinen, energiereichen, lebendigen Trinkwasser erfüllt werden. Ein Patient, der im Rahmen des Therapeutischen Hauses behandelt wird, muß täglich mindestens 2,5 Liter mineralarmes Wasser trinken, noch besser energetisiertes Umkehrosmose-Wasser wie das Aqua-Vitalis-Wasser (siehe Anhang), sonst können diese Stoffe nicht aus dem Gewebe gelöst und durch die Nieren ausgeschieden werden. Mineralwasser ist zu sehr mit sog. anorganischen Mineralien beladen, um diese Ausscheidungsaufgabe ausreichend erfüllen zu können!

Wasser besteht aus H_2O-Molekülen. Diese Moleküle gehen untereinander eine elektrische Verbindung ein. Es bilden sich so genannte Cluster. Bei Körpertemperatur sind etwa 200 bis 300 Wassermoleküle zu einem Cluster strukturiert. Je gereifter und stabiler das Wasser, und je energiereicher es ist, um so besser haben sich diese Cluster ausgebildet. Cluster dienen vor allem dazu, z. B. toxische Substanzen im wahrsten Sinne des Wortes zu ummanteln und so zu neutralisieren. Dies sowohl bei Ablagerung im Körper als auch bei dem Transport durch den Körper zu den Ausleitungsorganen.

Damit ist aber wirklich reines, lebendiges Wasser gemeint, kein Teewasser, kein Kaffeewasser. Wenn Sie Ihr Quantum an reinem, lebendigem Wasser getrunken haben, dann können Sie natürlich zusätzlich noch Tee oder Kaffee trinken, wenn es gesundheitlich erlaubt ist.

Bitte beachten Sie, dass das Trinken von reinem, lebendigem Wasser im Rahmen des Therapeutischen Hauses nicht nur eine Empfehlung ist, sondern absolut zur Therapie gehört.

Wer nicht ausreichend trinkt, bei dem wirkt die Entgiftungs- und Ausleitungstherapie nicht, im Gegenteil: Es kann bei einer Aktivierung der Schlacken im Gewebe ohne ausreichende Wasserzufuhr zu einer Rückvergiftung kommen, die schlimmer ist, als wenn die Schlacken gar nicht erst aktiviert worden wären. Das sind dann die »Erstverschlimmerungen«, unter denen Patienten leiden, wenn sie nicht genügend trinken. Deswegen denken Sie daran: trinken, trinken, trinken.

3. Das Pflegen

Sich pflegen bedeutet, sich mit sich selbst zu beschäftigen. Es ist nicht nur Hautpflege, sondern auch die Pflege der Psyche im Sinne eines totalen Sich-Annehmens, eines Mit-Sich-Eins-Seins. Deshalb kommt der Pflege eine große therapeutische Bedeutung zu.

Ein wichtiger Bestandteil der Pflege ist die Körperpflege, die Fürsorge, die wir unserem Körper angedeihen lassen, hier besonders die Hautpflege. Die Haut ist nicht allein die äußere Hülle, unser äußeres sichtbares Zeichen eines mehr oder weniger guten Aussehens, sondern sie ist auch ein Spiegelbild von uns selbst. So setzt die Gepflegtheit ein Signal für unsere Umwelt, in ihrer Abgrenzung zur Umwelt und in ihrer Kontaktnahme zur Umwelt.Die Haut ist ein Multifunktionsorgan. Sie schützt vor Sonne, Druck, Stoß und Verletzung. Sie scheidet Schlacken aus und entgiftet den Körper. Sie bewahrt die Körpertemperatur durch Schweißbildung und Gänsehaut. Sie muß sich gegen auslaugende Seifen und allergisierende Kosmetika wehren. Sie drückt Jugend und Alter aus, Geist und Seele, Gesundheit und Krankheit. Sie knüpft Kontakte oder verhindert sie. Sie ist schön und attraktiv oder pickelig-abstoßend.

Sie ist die Grenze zwischen innen und außen. Sie ist ein Barriereorgan, das den Einstrom und den Ausstrom kontrolliert.

Damit ist die Haut ein Ausleitungsorgan, was therapeutisch besonders wichtig ist. Denn zu bestimmten Zeiten muß sie die Ausleitungsfunktion anderer Organe übernehmen, etwa wenn diese überlastet oder selbst erkrankt sind. Deswegen muß die Haut als Ausleitungsorgan optimal funktionieren.

Das ist bei einem gestörten Darm hingegen nicht der Fall. Wenn zum Beispiel bei einem Darmpilzbefall das darmwandständige Immunsystem überfordert und gestört ist, kann der Darm seine Entgiftungs- und Ausscheidungsfunktion nicht mehr wahrnehmen, und die Gifte, die sonst über den Darm ausgeschieden werden, gelangen mit dem Blut ins Unterhautgewebe. Von dort aus werden sie als Entzündung über die Haut ausgeschieden. Das ist beispielsweise bei der Neurodermitis der Fall.

Aber auch wenn Leber und Niere das Blut nicht mehr ausreichend entgiften können, muß die Haut herhalten und die Toxine ausscheiden. Eine alte chinesische medizinische Weisheit drückt dies sehr drastisch aus: »Was Darm und Leber nicht ausscheiden können, das muss die Niere ausscheiden. Was die Niere nicht ausscheiden kann, muss die Haut ausscheiden. Was die Haut nicht ausscheiden kann, führt zum Tode.«

Daran sehen Sie: Sehr viele Hautkrankheiten sind eigentlich Ausleitungsprozesse. In diesen Fällen übernimmt die Haut Regulationsfunktionen anderer Ausscheidungsorgane. Besonders bei kranken Menschen, bei denen die Entgiftung und Entschlackung ein vordringliches Gebot ist, muß die Ausleitung über die Haut gewährleistet sein. Deswegen ist eine gesunde Hautpflege oberstes Gebot. Aber nicht nur bei Kranken, sondern auch bei Gesunden. Denn auch diese müssen ständig Giftstoffe ausscheiden.

Die richtige Pflege von Haut und Haaren ist ein unumgänglicher Bestandteil des Therapeutischen Hauses.

Die zahlreichen Funktionen der Haut können durch eine Reihe von Faktoren ganz erheblich gestört werden, die ihre Schutz- und Regulationsfähigkeit herausfordern. Hier sind beispielsweise Shampoos und Seifen, Haushalts- und Reinigungsmittel, aber auch allergisierende Kosmetika, Schmuck- und Kleidungsstücke zu nennen, Sonnenstrahlen und Schmutzpartikel in der Luft nicht zu vergessen.

Allergisierende Kosmetika reizen nicht nur die Haut, sondern das ganze »System« Mensch. Tägliches Duschen und häufiges Baden greifen den Fett- und Säureschutzmantel der Haut an. Dadurch wird die Schutzfunktion ganz erheblich reduziert.

Aber auch kollagen- und kortikoidhaltige Kosmetika schaden der Haut mehr als sie ihr nutzen. Warum ist das so? Fremdeiweiße wie Kollagene sind potentielle Allergene, die oft nachhaltig unterschwellig wirken. Dies können sie, weil sie zumeist keine sichtbaren akuten Reaktionen auslösen. Daher sind häufig Kortikoide und Antihistaminika bis zur deklarationspflichtigen Menge eingefügt.

Kortikoide führen langfristig zu Hautschäden (wie der bekannten Kortison-Pergamenthaut). Sie können aber auch zu Funktionsstörungen der kortisonbildenden Nebennierenrinde führen. Diese kann in eine Unterfunktion kommen, und aufgrund des daraus resultierenden Kortisonmangels entstehen wiederum leichter Entzündungen, die dann mit körperfremdem Kortison behandelt werden, und damit ist der Körper in einem iatrogenen Teufelskreis gefangen (iatrogen = vom Arzt hervorgerufen).

Den größten Störfaktor für die Haut stellt bei Hautpflegemitteln jedoch die Salbengrundlage dar, denn sie besteht fast immer aus gesättigten Kohlenwasserstoffen (Wachsen), wie z. B. Paraffinen (das sind Erdölderivate) und Paraffinderivaten, also Paraffinabkömmlingen.

Diese Substanzen sind auch unter den Bezeichnungen Paraffinwachs, Paraffinöl, Vaseline, Vaselinöl, Talgglyceride, Ceresin, Alkane usw. bekannt. Paraffine bzw. Paraffinderivate und gesättigte Fettsäuren sind auch in zum Teil hohem Ausmaß enthalten in Eucerin, Lanolin, Eutanol, Neutralöl usw. Bienenwachs ist z. T. mit Paraffin oder gesättigten Fettsäuren gestreckt.

Diese Paraffine, Paraffinabkömmlinge und andere gesättigte Fettsäuren haben zunächst die erfreuliche Eigenschaft, dass sie mit anderen Stoffen – also auch der Haut – nicht reagieren und daher auch kaum allergische Reaktionen hervorrufen (sie sind »frei von Konservierungsstoffen«, »für Allergiker geeignet«, »hypoallergen«). Deshalb gibt es nur wenige Paraffinallergiker. Darüber hinaus sind die Paraffine – weil sie Abfallprodukte der Erdölraffination sind – sehr billig und daher als Produktbasis willkommen. Großen Vorteilen stehen jedoch oft zugleich große Nachteile gegenüber: Weil Paraffine, Paraffinabkömmlinge und andere gesättigte Fette auf der Haut eine geschlossene Fettschicht bilden, wirken sie wie eine luftundurchlässige Plastiktüte auf der Haut. Diese Luftundurchlässigkeit verhindert, dass die Haut atmen kann. An den Stellen, an denen paraffinhaltige Cremes aufgetragen werden, findet kein Luftaustausch mit der Umgebung statt.

Ebensowenig wie Luft und Schweiß durch die Paraffinschicht dringen, können es Giftstoffe und Schlacken. Der Körper will sich zwar dieser Dinge entledigen, will sie ausscheiden, besonders wenn der Darm es nicht mehr kann, aber die Paraffinschicht hindert ihn daran. Deswegen stauen sich Gifte und Schlacken im Unterhautfettgewebe und führen dort zu Schwellungen, Toxinstau, Wärmestaus und Entzündungen.

Zu der verhinderten Entgiftung kommen dann noch lokale Störungen im Körper hinzu. Denn die Haut ist in ihren einzelnen Bereichen (= Segmenten) über nervliche Reflexbögen in der Wirbelsäule mit bestimmten, diesen zugeordneten Geweben und Organen verbunden (siehe Abbildung unten). Die toxische Rückmeldung schlägt sich auf die zugehörigen Organe nieder.

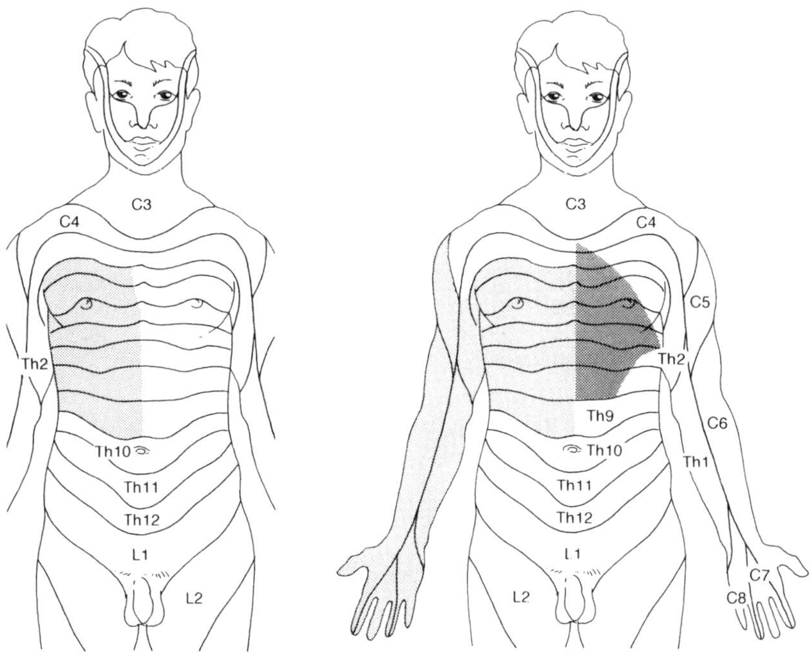

Hautreflexzonen

Zusammengefaßt entstehen durch die Verwendung paraffinhaltiger Hautpflegemittel folgende Probleme:

- Eine mit gesättigten Fettsäuren »gepflegte« Haut kann ihre Ausscheidungsfunktion nicht mehr oder nur in geringem Umfang erfüllen.
- Es kommt im Unterhautbinde- und Unterhautfettgewebe zu einem Giftstau, der lymphatisch belastend, allergisierend und entzündungsfördernd wirkt. Der Giftstau begünstigt die Entstehung chronischer Erkrankungen.
- Es kommt zu einem unnatürlichen Drang im Körper, diese Gifte zwanghaft über die Haut abzuführen und dadurch zu einer Überreaktion und langfristig zu einer Unterreaktion des sensitiven Hautempfindens.
- Auch die übrigen Hautfunktionen werden davon negativ beeinflußt. Beispielsweise durch die langfristige Schädigung kollagener und elastischer Fasern. Hierdurch entstehen Hautfalten, Cellulitis usw.
- Schädigungen der Haut wirken über nervale Reflexbögen schädigend auf andere Gewebe, Muskeln und Organe ein. So können bei langdauernden Störungen über diese Reflexbögen akute und chronische Gewebe- und Organerkrankungen entstehen.

Ein auf die Haut gesetzter Reiz führt über die erwähnten nervlichen Reflexbögen auch zu einer direkten Antwort der zugeordneten Organe. Diese Tatsache wird therapeutisch genutzt, beispielsweise durch neuraltherapeutische Quaddeln, durch das Schröpfen, durch Kantharidenpflaster, durch therapeutische Einreibungen usw.

Legt man zum Beispiel bei Bauchschmerzen eine Wärmflasche auf den Bauch, dann dringt nicht die Wärme zu den inneren Organen vor, sondern die Wärmerezeptoren der Haut leiten die Wärme über die reflektorischen Bahnen zum Bauch weiter.

Aus diesem Grund wirkt sich natürlich auch ein unphysiologischer Reiz, der z. B. durch eine allergisierende Creme auf die Haut aufgetragen wurde, direkt auf die entsprechenden Organe aus, nur ist das den Betroffenen zumeist nicht bewußt. Sie haben dann Organbeschwerden, wissen aber nicht, woher. (Übrigens funktioniert dieser Vorgang auch umgekehrt: Organische Störungen können sich in lokalen Hautsymptomen äußern, wie das bei den meisten »Hautkrankheiten« geschieht.)

Daraus resultiert, dass sich viele »Hautkrankheiten« auch nicht durch eine simple Behandlung der Haut heilen lassen, z. B. durch Kortisoncremes, sondern dass die Haut in diesen Fällen oft als Ausscheidungsorgan wirkt und die innere Ursache behandelt werden muß, damit sich die äußeren Symptome von selbst erübrigen. Dieser innere Heilungsprozeß kann äußerlich unterstützt werden, indem die Regeneration der Haut durch individuell ausgewählte pflegende Hautmittel unterstützt wird.

Die sensible Reaktion der Haut auf Umweltreize zeigt uns, wie wichtig es langfristig für den Körper ist, wenn in seinen Hautsegmenten ständig subakute, entzündliche oder allergische Reaktionen ablaufen, wenn die Haut ständig mit allergisierenden oder toxischen Substanzen in Kontakt kommt, oder wenn sie durch falsche Hautpflege gereizt wird. Das, was Sie auf Ihre Haut auftragen, bleibt in seiner Wirkung nicht nur auf die Haut beschränkt, sondern wirkt auf Ihren ganzen Organismus!

Diese gravierende Unterdrückung von Hautfunktionen muß verhindert werden. Deswegen ist die Verwendung von paraffinfreien Hautpflegemitteln ein wesentlicher Bestandteil der Therapie des Therapeutischen Hauses. Da es im deutschsprachigen Raum jedoch kaum paraffinfreie Hautpflegemittel gibt, wurden speziell dafür die Hautpflegemittel des »Martin-Keymer-Konzepts« entwickelt. Als Beispiel dieser Pflegeserie seien die Hautpflegecremes genannt.

Gängige Hautpflegecremes bestehen aus Trägersubstanzen, Wirksubstanzen und Zusatzstoffen.

Die Trägersubstanzen der normalen Hautpflegecremes (und auch anderer Hautpflegemittel) sind – wie beschrieben – gesättigte Kohlenwasserstoffe (Fette), zumeist Paraffin und Paraffinabkömmlinge.

Die Wirksubstanzen sind bei handelsüblichen Hautcremes nicht individuell abgestimmt, sondern für eine unproblematische Massenkonsumproduktion vorgesehen. Ihre Auswahl richtet sich besonders nach der Marktgängigkeit bzw. nach ihrer Werbewirksamkeit. Gerade die individuelle Auswahl der Wirkstoffe wäre aber angesichts der unterschiedlichen Hautprobleme und Hautempfindlichkeiten auf Substanzen notwendig. So ist beispielsweise bekannt, dass etwa 10 % der Bevölkerung auf Kamille oder ihre Derivate Azulen und Bisabolon allergisch reagieren. Aber ca. 98 % der Hautpflegeprodukte enthalten diese Wirkstoffe, besonders die »natürlichen« Hautpflegeprodukte. Auch gegen Kollagen, Elastin, Liposome entstehen vielfach allergische und entzündliche Reaktionen, die oft dadurch abgefangen werden, dass den Cremes Kortikoide und / oder Antihistaminika beigemischt werden. Bei den Zusatzstoffen handelt es sich um Konservierungsstoffe, Schäumstoffe, Parfümstoffe, Alkohole usw., die die Haut irritieren können.

Die Hautcreme nach dem Martin-Keymer-Konzept ist wegen all dieser Probleme der gängigen Hautpflegemittel gezielt als reizlose, individuell pflegende Hautcreme entwickelt worden. Sie ist frei von Paraffinen, Allergenen, Kollagen, Liposomen, Kortison, Antihistaminika, Schäummitteln, Quellmitteln, Farbstoffen und Parfüm. Im Anhang dieses Buches finden Sie weitere Informationen.

4. Das Schlafen

Der Schlaf ist die Regenerationsphase des Körpers. In dieser Zeit schaltet der Organismus von der »aktiven« sympathikotonen auf die »passive« parasympathikotone Phase um und entspannt sich. Die meisten Körperfunktionen werden reduziert, während andere auf Hochtouren laufen, wie zum Beispiel die nächtliche Körperentgiftung durch die Leber.

Schlafzimmer waren in früheren Zeiten elektrisch wenig belastet. Das Hauptproblem stellten geopathische Störzonen dar. In unserer Zeit ist das anders: Schlafzimmer sind oft wahre Fundgruben elektromagnetischer Belastungen: Radiowecker, Stereo- und Videoanlage sowie Fernseher am Bett oder im Raum, elektrische Lampen am Bett, elektrische Fuß- und Kopfheber der Matratzen, elektrische Wasserheizung an Wasserbetten, elektrische Dimmer zur indirekten Beleuchtung von Spiegeln. Hiervon wird der im Bett Liegende, der zusätzlich von elektromagnetisch aufgeladenen metallenen Bettgestellen und Spiralfedermatratzen bestrahlt wird, direkt beeinflußt (er »koppelt an«).

In der Folge verbleibt der Organismus in der sympathikotonen Phase. Der Schlaf ist unruhig und gestört, die Regeneration unzureichend. Morgens wacht er unausgeschlafen auf und fühlt sich oft »wie gerädert«. Entgiftung und Stoffwechsel sind gestört, die biologische Vitalität nimmt ab.

Eine langfristige Störung des Schlafs wirkt sich auch in einer allgemeinen Störung der körpereigenen Reaktions-, Regulations- und Kompensationsmechanismen aus. Besonders stark können solche Störungen wirken, wenn Metalle (z. B. Amalgamfüllungen, s. S. 145 ff.) im Mund des Schlafenden die

Schwingungen aus der Umgebung wie Antennen aufnehmen. Diese wirken dann auf das Gehirn, besonders den Hypothalamus, die Hypophyse und die Epiphyse, somit auch auf das Nervensystem und das Hormonsystem.

Die Verlängerung der sympathikotonen Zeit bedeutet, dass Organe, die nachts regenerieren sollten, dies nicht können und dadurch überlastet werden. Davon werden durch Wechselwirkungen auch die nachts aktiven Organe belastet, wie Leber/Gallenblase und Dickdarm/Lunge. Durch die nächtliche Dauerbelastung nimmt die Reaktionsfähigkeit des Organismus ab. Dies kann sich gesamtenergetisch in Regulationsblockaden äußern – ein Zeichen, das wir bei langfristigen geopathischen und elektromagnetischen Belastungen finden können.

Die natürlichen und technischen elektromagnetischen Felder, auch geopathische Zonen und Elektrosmog genannt, haben folglich einen hohen Stellenwert in der bioenergetischen Ganzheitsmedizin. Beide können Störzonen bilden, die direkt in die energetische Steuerung des Menschen eingreifen, und durch gravierende Störungen oder Blockaden der Steuerungsmechanismen zu einer Vielzahl von Erkrankungen führen. Dies ist – wenn auch die »offizielle Wissenschaft« das zu unterdrücken versucht, durch zahlreiche Studien belegt.

Der Körper erzeugt ständig Strom. Unsere »Stromgeneratoren« sind das Gehirn, das Herz, die Skelettmuskulatur, und letztendlich durch die Stoffwechselaktivitäten in den Mitochondrien alle Körperzellen. Ein Teil dieser selbsterzeugten Energie wird für die direkten körpereigenen Aktivitäten verwandt, ein weiterer Teil für die körpereigenen Regulationen. Beides kann durch externen Energiezufuhr empfindlich gestört werden. Dies betrifft besonders das Systems der Grundregulation und die Nerven-, Hormon- und Immunsysteme, ferner des Herz-Kreislauf-Systems. Daraus resultiert eine Vielfalt von Erkrankungen, z. B. Kopfschmerzen und Migräne, Konzentrationsstörungen, Müdigkeit und Erschöpfung, Allergien, Neurodermitis, Autoimmunerkrankungen, Rheuma, Immunschwäche, Parasiten- und Pilzerkrankungen sowie Tumoren (!). Besonders anfällig für elektromagnetische Felder sind elektrosensible Personen sowie Säuglinge, Kleinkinder, Kinder, Jugendliche, Greise, Kranke.

Bei der natürlichen Strahlung handelt es sich um Erdstrahlung, Objektstrahlung (Eigenstrahlung von Objekten, d. h. ihrer Materie) und ionisierende Strahlung. Bei den technischen Feldern bzw. Strahlung handelt es sich um nieder- und hochfrequente elektrische und magnetische Wechselfelder sowie um elektrische und magnetische Gleichfelder sowie um ionisierende Strahlungen.

Es gibt eine Vielzahl natürlicher Strahlungen: sie reichen (bei geopathischen Störzonen) von Wasseradern über Erdverwerfungen bis zu natürlichen magnetischen Gitternetzen, bei »Elektrosmog« von Radioweckern über Mobiltelefone (»Handys«) samt ihrer Mobilfunk-Basisstationen und Sendeanlagen, über schnurlose Telefone nach DECT-Standard (gepulste Strahlung), Bildschirme, Unterhaltungselektronik (darf nicht ins Schlafzimmer!), Transformatoren und Hochspannungsleitungen, elektrische Bahnschienen, bis zu Radaranlange. Besonders geheimnisvoll (und gefährlich) sind militärische Anlagen und elektronische Waffen.

Inzwischen gibt es auf unserem Planeten kaum einen Ort, an dem wir nicht diesen gesundheitsschädigenden Feldern und Strahlungen ausgesetzt sind. Durch ihre zunehmende Verbreitung sind wir alle einer noch nie dagewesenen Belastung mit unnatürlichen technischen Frequenzen ausgesetzt. Der menschliche Körper wirkt dann wie eine Antenne, die diese Strahlungen aufnimmt. Die aufgenommene Spannung kann man als Ankoppelungsspannung messen. Deshalb gehört zu jeder ganzheitlichen Diagnose die Untersuchung auf elektromagnetische Beeinflussungen, besonders auf geopathische Störzonen und elektromagnetische Störfelder.

Da der überwiegende Teil unserer Patienten am Arbeitsplatz und besonders am Schlafplatz (während der besonders sensiblen Schlaf-Regenerations-Phase!) durch die eine oder andere Strahlung gestört ist, gehört die entsprechende Therapie zum Repertoire jedes ganzheitlichen Therapeuten. Dabei stehen die Ursachenbeseitigung – soweit diese überhaupt möglich ist – an erster Stelle (z.B. durch Umstellung des Bettes oder Austausch einer elektrisch aufgeladenen Federkernmatratze bzw. eines Wasserbettes). Eine gründliche Beseitigung ist notwendig, da die marktüblichen *Abschirmmethoden* in den allermeisten Fällen nicht helfen, oft durch Speicherung der Felder bzw. ihrer Energie das Problem noch vergrößern.

Ebenso wichtig ist der *vorbeugende Schutz* vor elektromagnetischen Feldern. Hier gibt es eine Reihe von Geräten, die die Wirkung der Strahlungen auf den Menschen aufheben oder mindern sollen. Die wirksamste Maßnahme ist wahrscheinlich der Einbau eines sog. Netzfreischalters, der einen Stromkreis ausschaltet, wenn kein Strom mehr verbraucht wird.

Im Rahmen des Therapeutischen Hauses wurde die Electro-Magnetic-Field-(EMF-)Protection entwickelt. Dieses System ist einzigartig, weil es – am Körper getragen – bei elektromagnetischer Belastung sofort die körpereigenen Reaktions- und Regulationsmechanismen aktiviert und stabilisiert. Es stimuliert die zentrale Steuerung des Organismus durch das Nervensystem und das Hormonsystem sowie das Immunsystem und das Akupunktur-Meridiansystem. Durch die Steigerung der körpereigenen Abwehrkräfte wirkt es direkt den negativen, das Schwingungsspektrum des Menschen belastenden elektromagnetischen Einflüssen entgegen. Elektromagnetische Belastungen sind ein hochbrisantes Thema, das bereits viele Bücher gefüllt hat. Wir können dieses Thema im Rahmen dieses Buches nur »anreissen«.

Ein weiteres wichtiges Thema ist die Schlafergonomie, d. h. die Auswahl der richtigen Matratze und des richtigen Lattengestells. Hier sind – solange keine Latexallergie vorliegt – Latexmatratzen vorzuziehen, weil sich Federkernmatratzen leicht elektrisch aufladen können. Besonders ungünstig sind Wasserbetten, weil sich das Wasser beim Aufheizvorgang durch den Elektromotor elektrisch aufladen kann und die gespeicherten elektromagnetischen Felder an den auf der Matratze Liegenden abgibt. Dadurch können die körpereigenen Regulationsvorgänge empfindlich gestört werden. Lassen Sie sich von einem biologisch denkenden Fachmann beraten!

Ist der Schlaf des Patienten langfristig gestört, muß nach den Quellen der Störung gesucht werden. Diese müssen dann beseitigt werden, ebenso die bereits im Körper abgespeicherten Störschwingungen, damit die nächtliche Regenerationsphase wieder voll wirken kann.

Nach alledem ist es verständlich, dass ausreichender und gesunder Schlaf eine Voraussetzung für Heilung ist. Deswegen gehört er zur Basis des Therapeutischen Hauses.

5. Das Bewegen

Leben ist Bewegung, Bewegung ist Leben. Dieses Urwissen begründet einen weiteren wichtigen Aspekt des Therapeutischen Hauses: die körperliche Bewegung. Jemand, der sich wenig bewegt, wird träge und reagiert auch träge. Bewegungsmangel läßt körperliche Funktionen erschlaffen, läßt den Körper verschlacken, führt zu Organ- und Leistungsschwund sowie zur Minderung des Wohlbefindens bis hin zu Selbstwertverlusten.

Bewegung dagegen aktiviert, baut Körpersubstanz auf und beugt Abbau- und Alterungsprozessen vor. Bewegung regt die Tätigkeit von Herz und Kreislauf an, verbessert die Herzarbeit. Kapillarbett und Stoffaustausch werden erweitert, Blutvolumen und Lymphfluß gesteigert. Dadurch ist die Ver- und Entsorgung der Zellen verbessert, die Regenerationszeit verkürzt. Im Stoffwechselbereich wird die Zuckerverarbeitung gefördert, Leber und Bauchspeicheldrüse entlastet. Die Energiegewinnung aus Fetten wird stimuliert, der Fettstoffwechsel optimiert. Aus dem Bindegewebe werden Ablagerungen mobilisiert und ausgeschieden. Über die gesteigerte Atmung wird CO_2 abgeatmet und dadurch das Säure-Basen-Verhältnis reguliert.

Die Wiederherstellung der körperlichen Bewegung(sfähigkeit) ist ein wesentlicher Bestandteil einer ganzheitlichen Therapie. Bewegungstraining und typgerechter Sport bis hin zur chiropraktischen Korrektur der Körperstatik gehören dazu.

Ein Körper, der gesund bleiben soll, muß bewegt werden; ein Körper, der geheilt werden soll, ebenso. Heilung ist ohne Bewegung nicht möglich. Deswegen gehört die Bewegung zur Basis des Therapeutischen Hauses und ist unabdingbar.

6. Die psychosoziale Situation

Bioenergetische Ganzheitsmedizin zu betreiben heißt selbstverständlich auch, den psychischen Hintergrund von Erkrankungen zu berücksichtigen, spielt doch die Psyche besonders bei chronischen Erkrankungen oft eine entscheidende Rolle, sei es verursachend oder sei es verstärkend.

Der Begriff »psychosomatisch« bedeutet ja, dass die Erkrankung wesentlich psychisch verursacht ist: das geht von der harmlosen Schamröte, die es einem ins Gesicht treiben kann, bis zur psychischen (Mit-)Verursachung von Krebs. Und der Begriff »somatopsychisch« bedeutet, dass körperliche Vorgänge psychische Folgen haben. So kann beispielsweise eine starke Darmdysbiose bei einer durchlässigen Darmschleimhaut durchaus Depressionen oder Schwindel erzeugen, oder allergische Reaktionen auf Nahrungsmittel können starke psychische Störungen verursachen. Deswegen bedeutet Ganzheitsmedizin zu betreiben auch die Disharmonien innerhalb von Seele, Geist und Körper zu berücksichtigen, und die Disharmonien dieser Teilbereiche untereinander. Um diese herauszufinden, muß der Ganzheitstherapeut manchmal ein ausführliches Gespräch mit dem Patienten führen, und dieses kann z. B. durch bioenergetisch funktionierende kinesiologische Muskeltests oder Tensortests unterstützt werden.

Worauf es dabei ankommt, ist, die psychischen Hintergründe oder Folgen der Erkrankung zu finden. Dies ist oft ein mühseliges Puzzlespiel, deshalb sollten Sie Ihren Therapeuten, wenn er dies für notwendig erachtet, voll unterstützen – zu Ihrem eigenen Vorteil.

Die bioenergetischen Methoden sind auch hier recht schnell, und sie können sehr effizient sein. Die bekanntesten bioenergetischen Behandlungen der Psyche dürften die Dr. Bach – Blütentherapie und die Klassische Homöopathie sein, im Rahmen der Bioresonanztherapie die Katalysatoren der Zentralen Steuerung, und auch die von Amerika übernommenen Methoden wie die Gedankenfeldtherapie und die Psychokinesiologie finden hier immer mehr Anhänger.

Wesentlich ist immer, bei der Behandlung körperlicher Erkrankungen die Psyche nicht aus den Augen zu verlieren. Im Laufe des Lebens haben wir so viel »Psychoschrott« angehäuft, z. B. in Form ungelöster Konflikte in der Vergangenheit, dass eine ganzheitliche Wirkung (auch auf den Körper) auf der Hand liegt. Aber auch die täglichen kleinen und großen Frustrationen dürfen nicht vergessen werden, inklusive dem täglichen Dauerstress, dem besonders die »zivilisierten« Nationen unterliegen. Hier sind besonders die psychosomatischen Bezüge zum Ehepartner, zu den Kindern, zu nahen und fernen Verwandten und Freunden, aber auch zu Geschäftspartnern, zum sozialen Eingebettetsein in kirchlichen Institutionen, zur Schule, zu Verbänden, zum Finanzamt usw. zu berücksichtigen.

Doch ist dies nicht wirklich neu, sondern den Chinesen schon seit Jahrtausenden bekannt: Bei ihnen galten Psyche und Körper seit jeher als die zwei Seiten einer Medaille. Auch die »alten Griechen« wußten, wie stark sich Charakterzüge auf das Verhalten und Krankheiten auswirken. Sie legten das in ihrer Lehre von den Temperamenten nieder.

Das Jahrtausende alte Wissen um die psychosomatischen Zusammenhänge wird jetzt in der Schulmedizin gewürdigt, indem hier der Forschungsbereich Psychoneuroendokrinoimmunologie eingerichtet wurde, in dem den psychosomatischen Beziehungen nachgespürt wird. Besonders in Amerika gibt es hier viele fortschrittliche Forscher und Therapeuten. Eine der vielen hier gewonnenen Erkenntnisse ist die, dass die Psyche im Gehirn und auch in anderen Körperzellen durch Gedanken und Gefühle Neurotransmitter (z. B. Endorphine) produziert, die über das Nervensystem ganzkörperliche Reaktionen auslösen können.

Die Berücksichtigung der psychosozialen Situation des Patienten ist eine der tragenden Säulen des Therapeutischen Hauses

Wie man eine ganzheitliche Diagnose stellt

Das »Erdgeschoß« des Therapeutischen Hauses

Eine ganzheitliche Diagnose erstellt die grundsätzlichen Vorgaben für die Behandlung: Ist der Patient auf Kuhmilch allergisch? Könnte eine evtl. vorliegende Nierenfunktionsstörung auf einen Wassermangel zurückzuführen sein? Ist ein Schweinefleischkonsum ursächlich am Krankheitsprozess beteiligt? Welche Rolle spielt die psychosoziale Situation des Patienten bei seiner Erkrankung?

Mit der Diagnose können diese Vorgaben individualisiert und hinsichtlich ihrer Gesamteinwirkungen beurteilt werden.

Sie gibt ferner Vorgaben für den zeitlich/kausalen Aufbau der Therapie. Da besonders bei chronischen Erkrankungen ein Gesamttherapieplan erstellt werden sollte, um Patient und Therapeut einen Überblick über den wahrscheinlich zu erwartenden Zeit- und Kostenaufwand zu bieten, müssen die Therapiestufen des Patienten bekannt sein.

Nicht derjenige ist ein besonders guter Therapeut, der nach einem kurzen Einführungsgespräch sofort mit einer Therapie »loslegt«. Sondern häufig müssen zunächst stabilisierende Maßnahmen ergriffen werden, damit der Organismus die spezifischen Maßnahmen gut verkraften und sinnvoll nutzen kann.

Der Patient soll mit den therapeutischen Maßnahmen nicht überlastet werden, sondern maximal von ihnen profitieren. Deswegen muß der Patient manchmal etwas Geduld für die einleitenden Maßnahmen aufbringen, bis ein bestimmtes schwerwiegendes Problem erfolgversprechend angegangen werden kann.

Die ganzheitliche Diagnose dient dem Therapeuten dazu, sich in der Erstuntersuchung ein komplexes Bild davon zu verschaffen, wie dieser Patient behandelt werden sollte, wie der Therapieplan strukturiert werden muß.

Die ganzheitlich-kausale Diagnose

Die Therapeuten des Therapeutischen Hauses bemühen sich – wie Sie aus den bisherigen Ausführungen erkennen konnten – um die ganzheitlich-kausalen Ausprägungen der Krankheiten ihrer Patienten. Dabei legen sie großen Wert auf das Verstehen der Erkrankungen. Deshalb muß besonders die Erstkonsultation des Patienten umfassend sein. Zu ihr gehören je nach Bedarf:

1. die Anamnese,
2. die körperliche Untersuchung,
3. die bioenergetischen Testungen,
4. die Laboruntersuchungen,
5. die Ortsbesichtigung, wenn erforderlich.

Die Anamnese besteht im wesentlichen aus dem Bericht des Patienten über seine derzeitigen Beschwerden und die Vorgeschichte seiner Erkrankung sowie aus spezifischen Rückfragen des Therapeuten zum Patientenbericht.

In der körperlichen Untersuchung werden die körperlichen Symptome des Patienten auf ihre Art, Lokalisation und ihren Schweregrad untersucht.

Die bioenergetischen Testungen werden auf den folgenden Seiten beschrieben.

Die Laboruntersuchungen beziehen sich auf Blut-, Speichel-, Urin- und Stuhluntersuchungen.

Bei einer »Ortsbesichtigung« wird das Ausmaß geopathischer oder technischer elektromagnetischer Störfelder festgestellt, z. B. an der Schlafstätte oder an der Arbeitsstätte.

Diese Methoden zur diagnostischen Erfassung des Patienten sollen im folgenden nicht näher beschrieben werden, da sie im allgemeinen – wenn auch mit anderen Zielsetzungen – bei jeder Erstuntersuchung stattfinden sollten und in ihrer Systematik mehr für den Therapeuten interessant sind. Wir wollen aber im Laufe dieses Kapitels das Typische einer Untersuchung nach dem Konzept des Therapeutischen Hauses herausstellen: die bioenergetische Diagnose.

Die bioenergetische Diagnose

Die bioenergetische Diagnose nach dem Konzept des Therapeutischen Hauses ist das Ergebnis einer jahrtausendelangen Entwicklung. Sie werden sicherlich gestutzt haben, als Sie »jahrtausendelange Entwicklung« lasen, weil Sie damit rechneten, hier etwas ganz Modernes vorzufinden. Und Sie haben recht – beides stimmt. Denn es ist tatsächlich so:

Die Entwicklung begann mit der traditionellen chinesischen Akupunktur. Die »alten Chinesen« hatten durch Beobachtungen der Natur und des Menschen herausgefunden, dass im Menschen eine Energie fließt, die ihn »antreibt« und die je nach Gesundheits- oder Krankheitszustand unterschiedlich stark ist. Da sie noch keine anatomischen Sektionen des Menschen kannten, entwickelten sie im Laufe vieler Jahrhunderte ein perfektes energetisches Diagnose- und Therapiesystem zur Beeinflussung dieser Energie durch das Stechen von Nadeln, die sogenannte Akupunktur.

Als die Akupunktur nach Europa kam, wurde sie von der etablierten Medizin zunächst heftig abgelehnt und bekämpft, weil das energetische Denken nicht mit dem materialistisch orientierten »naturwissenschaftlichen« Weltbild vereinbar war. Aber einigen mutigen Ärzten und Heilpraktikern gelang es, sie in ihren Praxen so erfolgreich einzusetzen, dass sich ihnen immer mehr Therapeuten anschlossen, bis die Akupunktur schließlich von der Schulmedizin geduldet und von immer mehr Therapeuten eingesetzt wurde.

Ein deutscher Arzt, Dr. med. Reinhold Voll, setzte 1954 das chinesische energetische Denken konsequent in westliche Technologie um. Er folgerte, dass, wenn im Organismus Energie fließe, man diese auch messen können müsse, und zwar an den von den Chinesen beschriebenen Akupunkturpunkten. Auf diese Weise entwickelten er und einige engagierte Kollegen die Elektroakupunktur, die später genauer beschrieben werden soll, weil sie einen Meilenstein der Medizin darstellt.

Durch Variationen des Grundgedankens der Körperenergie entstanden später mehrere energetische Diagnose- und Therapieverfahren, z. B. die Bioenergetische Funktionsdiagnose, die biologische Testmedizin nach Dr. Schramm, die Bioenergetische Regulationstherapie und die Bioresonanztherapie sind.

Die bioenergetische Diagnose- und Therapiesystematik des Therapeutischen Hauses, um die es in diesem Buch geht, ist eine Methode, die nach den

Gesetzen der bioenergetischen Testverfahren und der Bioresonanztherapie arbeitet. Alle bioenergetischen Diagnoseverfahren beruhen auf den Erkenntnissen der Akupunktur und der Energieflüsse im Körper und greifen darauf zurück.

Akupunkturmeridiane

Der »Treibstoff« jedes lebenden Organismus ist Energie. Die chinesischen Gelehrten hatten herausgefunden, dass der Fluß dieser Energie im Körper nicht willkürlich ist, sondern dass die Energie in bestimmten Bahnen zirkuliert, um zu den zugehörigen Geweben und Organen zu gelangen und um die Gewebe- und Organfunktionen erfüllen zu können.

Diese Energieleitbahnen nannten die Ärzte im Westen »Meridiane«, in Anlehnung an die Erdmeridiane, die als gedachte Linien zur geographischen Beschreibung von Orten die Erde umspannen.

Diese Meridiane durchziehen in vielen Verzweigungen den ganzen Körper und die einzelnen Körperareale. Man fand 12 (bzw. 14) Hauptmeridiane, die

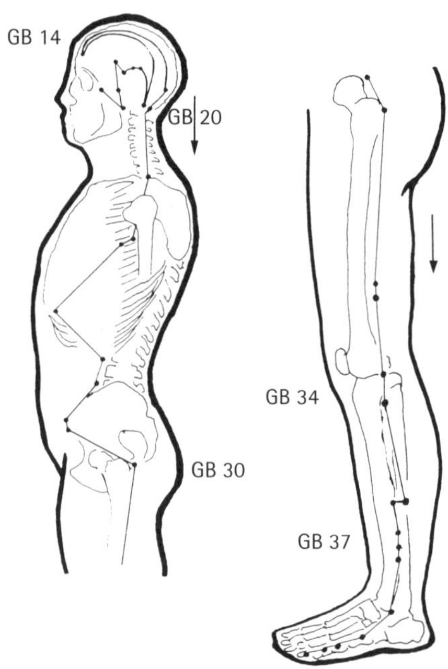

Gallenblasenmeridian

von Dr. Voll um 8 Meridiane (sogenannte Gefäße) ergänzt wurden. Sie alle wurden entweder nach ihren zugehörigen Organen oder Funktionen bezeichnet, z. B. Herzmeridian oder Allergiegefäß (um Sie nicht zu verwirren, werden wir in diesem Buch auch die »Gefäße« als »Meridiane« bezeichnen).

Die Akupunkturmeridiane sind also die (immateriellen) »Leitungen« der Energieversorgung des Menschen. Nach der chinesischen Lehre sind alle Meridiane miteinander verbunden und in ihrem Energiefluß hintereinandergeschaltet. Energie ist zwar überall im Körper gleichzeitig vorhanden, aber der Durchfluß der Energie durch den Körper scheint in nacheinandergeschalteten Meridianen zu erfolgen.

Die Erkenntnis der chinesischen Medizin, dass bei einem 24stündigen Energiedurchfluß bestimmte Meridiane zu bestimmten Zeiten am stärksten mit Energie versorgt werden (sog. Maximalzeiten), während andere zur gleichen Zeit am schwächsten versorgt werden (sog. Minimalzeiten), führten zur Entwicklung der chinesischen Organuhr.

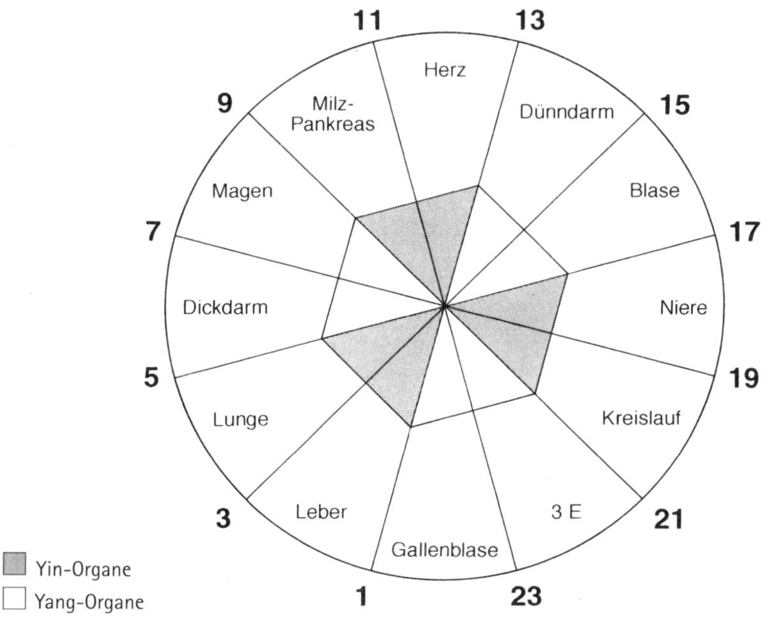

Die Organuhr, Energiekreislauf im 24-Stunden-Rhythmus

Aus der Organuhr können diagnostische Hinweise abgeleitet werden; so beispielsweise bei Beschwerden oder Symptomen, die immer wieder zu bestimmten Uhrzeiten auftreten.

Ein Beispiel ist das nächtliche Erwachen immer gegen 2 Uhr morgens. Man muß dann an eine Belastung des Lebermeridians denken. Denn die Maximalzeit des Lebermeridians ist von 1 bis 3 Uhr nachts. Oder die Erfahrung, dass Herzbeschwerden – wie auch der Herzinfarkt – oft mittags oder um Mitternacht auftreten (Maximalzeit und Minimalzeit des Herzmeridians).

Die Organuhr kann auch therapeutisch genutzt werden, z. B. indem Medikamente oder geeignete Aufbereitungen zu Maximalzeiten eingenommen werden, weil die Organe des zugehörigen Meridians zu seiner Maximalzeit (aber auch zu seiner Minimalzeit) besonders aufnahmefähig sind. Also ein Herzmittel um die Mittagszeit, ein Magenmittel morgens gegen 8 Uhr oder abends gegen 20 Uhr, ein Nierenmittel zwischen 17 und 19 Uhr. Das stereotype »3 x täglich nach den Mahlzeiten« paßt nicht zur Organuhr.

Da auch in der Organuhr immer zwei Partnermeridiane zusammengehören (sie werden Yin- und Yang-Partner genannt, siehe Glossar), kann man die Mittel aber auch zur Partnerzeit einnehmen, also z. B. ein Herzmittel zur Dünndarmzeit zwischen 13 und 15 Uhr.

Die Meridiane stellen energetische Funktions- und Regelkreise dar, deren Aufgabe es ist, die Energieversorgung ihrer Gewebe und Organe sicherzustellen und damit das Fließgleichgewicht Mensch stabil zu halten.

Die Meridianenergie kann Gesamtaussagen über ihre zugeordneten Organe machen, spezifische Meridian-Akupunkturpunkte über verschiedene Bereiche dieser Organe, z. B. der Herzmeridianpunkt 3 über das Herzreizleitungssystem.

Akupunkturpunkte

Das diagnostisch Wichtige ist, dass die in den Meridianen fließende Energie an manchen Stellen der Haut das Unterhautfettgewebe durchdringt und an der Hautoberfläche meßbar ist. Diese winzig kleinen Hautoberflächenareale werden Akupunkturpunkte genannt.

Die Haut setzt der in den Meridianen fließenden Energie einen Widerstand entgegen. Eine hohe Meridianenergie senkt den Widerstand der Haut an den Akupunkturpunkten, die »durchkommende« Energie kann dann gemessen werden.

Die Beeinflussung der Körperenergie über die Akupunkturpunkte wird seit Jahrtausenden erfolgreich praktiziert. Trotzdem gibt es einflußreiche Theoretiker, die die Existenz der Akupunkturmeridiane anzweifeln. Dies sollte hier erwähnt werden, weil entsprechende Veröffentlichungen immer wieder die Patienten verunsichern, wie das ja auch bei der Bioresonanztherapie, der Homöopathie und anderen alternativen und naturheilkundlichen Verfahren ständig geschieht. Das noch vorherrschende materiell-naturwissenschaftliche Verständnis sowie eine gehörige Portion Ignoranz und Arroganz seitens bestimmter »Experten« verhindern immer noch, dass diese praxisbewährten Methoden anerkannt werden.

Was die Akupunktur betrifft, scheinen hier die entsprechenden Studien nicht gelesen worden zu sein. Denn es sind etliche biophysikalische Experimente gemacht worden, die die Existenz der Meridiane nachweisen, z. B. mit radioaktiven Substanzen, deren Ausbreitung im Körper mit Geigerzählern belegt werden konnte. Hierbei wurden radioaktive Substanzen in Akupunkturpunkte gespritzt, und ihre Verbreitung im Körper entsprach tatsächlich den Akupunkturmeridianen. Der von den Kritikern geforderte histologische Nachweis energetischer Flüsse ist allerdings nicht möglich, da Energie nur in lebenden Organismen fließt und nicht in toten Zellproben unter einem Mikroskop.

Die bekanntesten bioenergetischen Testverfahren

Die westliche Elektroakupunktur

a) Die Elektroakupunktur (EAP)

Die Elektroakupunktur entstand durch die Idee, dass man die Energie der Meridiane vielleicht mit technischen Geräten an den Akupunkturpunkten messen könne. Diese Idee stellte sich als richtig heraus, und Dr. med. Reinhold Voll und viele engagierte Kollegen entwickelten ein ganz neues Diagnosesystem: die Elektroakupunktur nach Voll (auch EAVgenannt).

Sie stellten fest, dass sich die Energie von 12 Hauptmeridianen unter an-

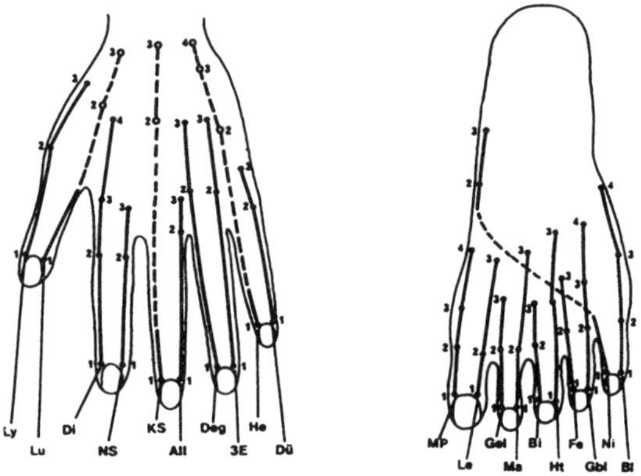

Lage der Akupunkturpunkte an Händen und Füßen

derem an den Nagelfalzwinkeln von Fingern und Zehen messen läßt. Bei ihrer systematischenArbeit mit der Elektroakupunktur fanden sie auch die Meßpunkte von weiteren acht Meridianen (Gefäßen). Somit haben alle Nagelfalzwinkel eine meßtechnische Bedeutung.

Insgesamt umfaßt die Elektroakupunktur etwa 1300 Punkte, von denen die diagnostisch am häufigsten genutzten an den Fingern und Zehen liegen.

Mit den Jahren wurde die EAV in verschiedene Richtungen weiterentwickelt, und alle diese Richtungen werden unter dem Begriff Elektroakupunktur (EAP) zusammengefaßt. Deswegen werden auch wir auf den folgenden Seiten diese Abkürzung verwenden.

Wie werden die Energien der Meridiane gemessen? Der Patient bekommt vom Therapeuten eine meist runde Elektrode in die Hand gegeben, und an seiner anderen Hand mißt der Therapeut mit einem Meßgriffel an den Akupunkturpunkten die Energien der Meridiane. Hierzu benutzt er ein Ohmmeter, bei dem sich der Wert der gemessenen Energie auf eine Skala überträgt.

Auf dieser Skala liegt der Normwert bei etwa 50–65 Skaleneinheiten. Bei Werten darunter liegt die Energie des gemessenen Meridians unter der Norm, bei Werten darüber über der Norm. Im ersten Fall hat der Patient in diesem Meridian wenig Energie, im zweiten Fall überdurchschnittlich viel. Was das im einzelnen bedeutet, wird später erläutert.

Der Vorgang, der sich beim Messen abspielt, ist folgender:

Zwischen der Handelektrode und dem Testgriffel fließt ein geringer elektrischer Strom, der durch den »dazwischengeschalteten« Menschen einen geschlossenen Stromkreis bildet. Der Mensch wirkt durch den Wasser- und Elektrolytgehalt seiner Gewebe und seiner Organe als lebender elektrischer Leiter. In dem Augenblick, in dem der Patient die Elektrode in die Hand nimmt und der Tester den Testgriffel auf den Meßpunkt setzt, ist der Stromkreis geschlossen.

Am zu testenden Akupunkturpunkt ist jedoch der natürliche Widerstand der Haut von der unmittelbaren Energie des hier verlaufenden Akupunkturmeridians (Energiefülle oder Energieleere) abhängig. Die Veränderung des Hautwiderstands kennzeichnet also die Energiefülle bzw. Energieleere des Akupunkturmeridians. Die Messung ergibt eine rein physikalische Aussage über die energetische Ausgangslage des Meridians (Abb.).

Ist die im Meridian fließende Energie hoch, dann ist der Hautwiderstand am Meßpunkt gering und der gemessene Energiewert hoch. Ist die im Meridian fließende Energie niedrig, dann ist der Hautwiderstand hoch und die gemessene Energie gering. Der Meßwert zeigt also die im Meridian fließende Energie an.

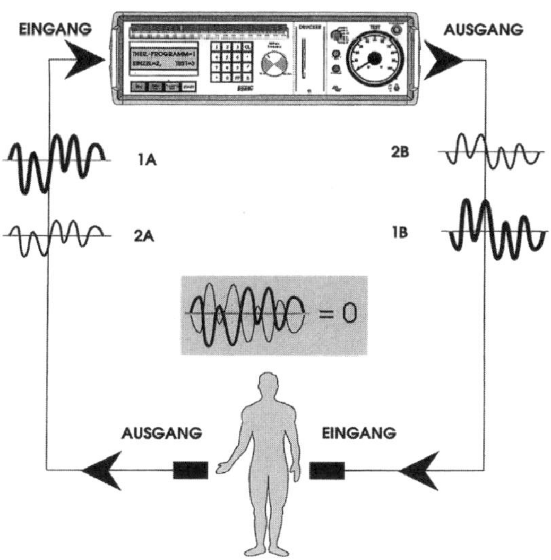

Patient und Gerät bilden einen Regelkreis

Insgesamt ist anzumerken, dass sich die meisten nach dem Konzept des Therapeutischen Hauses arbeitenden Therapeuten auf eine oder zwei dieser vier Testverfahren spezialisiert haben, weil alle viel Erfahrung erfordern. Ablehnende Stellungnahmen zur Bioresonanztherapie beruhen zumeist darauf, dass sich der Kritiker nicht ausreichend in die Testmethoden eingearbeitet hat und dadurch keine gültigen Testergebnisse zustande bringt oder sie nie praktiziert hat, sondern sie nur aufgrund seiner theoretischen Erwägungen ablehnt.

Testungen und Interpretation der Testergebnisse

Die Patienten werden gebeten, vor der Testung allen Schmuck und auch Quarzuhren und Uhren mit Metallarmbändern abzulegen, da diese den Energiehaushalt des Körpers und somit die zu erhebenden Testergebnisse stören können.

Zur Testung selbst stehen mehrere bioenergetische Methoden zur Verfügung. Dies sind die Elektroakupunktur (EAP), die Kinesiologie, die Resonanztestung mit einem Tensor und die Pulsdiagnose nach Dr. Nogier.

Die Testung mit der EAP
Bei den Testungen des Therapeutischen Hauses wird in drei Stufen gemessen:

1. Testung aller 40 Terminalpunkte an Händen und Füßen (und eventuell weiterer spezieller Akupunkturpunkte entsprechend der Anamnese).
2. Nach dieser Übersichtsmessung werden dem Patienten harmlose 10-Hz-Reize gegeben, um seine Eigenregulation zu fordern.
3. Nach dem Reiz werden die 40 Terminalpunkte an Händen und Füßen erneut gemessen.

Bei der Auswertung der Testergebnisse achtet der Therapeut zunächst einmal auf die allgemeine Höhe der in der ersten Messung gewonnen Testwerte und darauf, bei welchen Meridianen sie besonders hoch oder besonders niedrig sind, das heißt, er beurteilt das Verhältnis der Werte zueinander. Daraus ersieht er, ob der Patient generell ein hohes oder niedriges Energieniveau hat und in welchen Meridianen die Energie besonders hoch oder niedrig ist. Ein hohes Energieniveau bedeutet, dass der Körper für einen Krankheitsprozeß viel Energie zur Verfügung stellt, ein niedriges Energieniveau heißt, dass er das nicht mehr kann.

Ist das Energieniveau normal hoch, ist das ein Hinweis darauf, dass diese Meridiane energetisch ausgeglichen sind.

Als nächstes betrachtet der Therapeut, in welchem Verhältnis die in den Elementen zusammengehörigen Meridiane zueinander stehen.

Danach überprüft er, wie sich die Werte der zweiten Messung (nach dem 10-Hz-Reiz) gegenüber den Werten der ersten Messung geändert haben. Bei guter Regulationsfähigkeit des Patienten müßten sie sich erhöht haben. Nun sind aber Patienten krank, weswegen dies selten der Fall ist. Die Erkrankung kann soviel Energie des Patienten verbraucht haben, oder die Regulationssysteme schon so überfordert sein, dass sich die Werte der zweiten Messung gegenüber den Werten der ersten Messung nicht verändert haben oder sogar abgefallen sind. Im ersten Fall reagiert der Körper nicht auf den Reiz, und man spricht von einer Regulationsblockade oder Regulationsstarre. Im zweiten Fall verbraucht die Reaktion des Körpers auf den Reiz noch mehr Energie. Der entsprechende niedrige Zeigerstand nach dem Reiz zeigt dann eine Regulationsschwäche des Organismus an. Das Regulationssystem hat zwar reagiert, aber es kann den Reiz nicht mehr ausgleichen.

Die erwähnte Regulationsblockade kann leider auch therapeutische Reize betreffen. Deshalb ist es wichtig, vor einer Therapie nachzusehen, ob der Organismus therapeutische Reize überhaupt annehmen kann, oder ob er zuvor durch aufhebende Maßnahmen von der Blockade befreit werden muß, z. B. indem starke geopathische oder elektromagnetische Belastungen aufgehoben oder blockierende Amalgamfüllungen entfernt werden.

Da bei der Testung der Akupunkturpunkte mit dem Testgriffel ein gewisser Druck auf die Haut und somit den getesteten Meridian ausgeübt wird, kann es sein, dass bei längerem Verweilen des Griffels auf dem Punkt der Zeiger abfällt. Dies bedeutet, dass der Organismus den ausgeübten Druck nicht mehr kompensieren kann und der Meridian Energie verliert.

Die Tatsache dieses Zeigerabfalls ist ein weiteres Diagnostikum, das anzeigt, dass die Abwehrkraft des Organismus leicht geschwächt werden kann. Ein Zeigerabfall kann sowohl bei einer sonst guten Regulation als auch bei einer Regulationsstarre oder einer Regulationsschwäche auftreten. Das Schlimmste ist eine Regulationsstarre, gepaart mit einem Zeigerabfall.

b) Der kinesiologische Muskeltest

Die Kinesiologie basiert auf den Erkenntnissen der chinesischen Akupunktur. Amerikanische Therapeuten haben herausgefunden, dass den unterschiedlichen Meridianen bestimmte Muskeln zugeordnet werden können. Durch Testung der Stärke oder Schwäche dieser Muskeln kann man feststellen, ob die Energie in dem entsprechenden Meridian stark oder schwach ist. Das Testen erfolgt durch Bewegen des Muskels gegen einen Halteimpuls seitens des Patienten.

Ein Beispiel: Gibt man einem Patienten einen Apfel in die linke Hand und bittet ihn, den rechten Arm mit etwas Kraft waagrecht zu halten, dann wird der Therapeut diesen rechten Arm zumeist mit einer definierten Kraft nicht herunterdrücken können, weil der Apfel den Patienten stärkt – außer wenn der Patient auf Äpfel allergisch reagiert. Der Therapeut sagt dann: Ihr Arm testet stark. Gibt er ihm statt des Apfels ein Stück Zucker in die linke Hand, so wird er den rechten Arm in den meisten Fällen leicht herunterdrücken, da Zucker den meisten Menschen schadet. Der Therapeut sagt dann: Ihr Arm testet schwach.

Mit der Kinesiologie kann man also die Wirkung von Substanzen auf Menschen testen, beispielsweise von potentiellen Allergenen, Nahrungsmitteln, Medikamenten usw.

Die Wirkung von Testampullen der vernetzten Testtechnik kann daran erkannt werden, dass sich schwache Meridiane durch die übertragenen Schwingungen der Testampullen stärken lassen oder nicht. Die Testung der Ampullen verläuft analog der obigen Beschreibung. Insgesamt ist die Kinesiologie ein sehr direktes und aussagekräftiges Testverfahren.

c) Die Tensor-Diagnostik

Mit dem Tensor (ein stabförmiges Instrument, dessen oberer beweglicher Teil auf elektromagnetische Schwingungen reagiert) kann durch Übertragung der Schwingungen z. B. von Testampullen festgestellt werden, ob diese Testampullen für den Patienten relevant sind oder nicht.

Bei der Testung wird der Tensor zwischen die Testampulle und den Patienten gehalten. Testampulle und Patient sind 2 Schwingungssysteme, deren Schwingungen beim Tensor aufeinandertreffen. Je nachdem, wie die Schwingungen aufeinander einwirken, wird sich der Tensor auf- und abbewegen oder waagrecht schwingen.

Mit dem Tensor können krankmachende Substanzen hinsichtlich ihrer Wirkung auf den Patienten überprüft werden, ebenso Medikamente. Es kann damit auch festgestellt werden, ob der Patient mit einer bestimmten Schwingung, z. B. eines Allergens, belastet ist.

d) Die Pulsdiagnose nach Dr. Nogier

Auch mit dem Pulstest nach Dr. Nogier kann die Wirkung von Schwingungen der Testampullen der vernetzten Testtechnik ertestet werden. Der Pulstest ist ein sehr spezielles hocheffizientes Verfahren, das nur von wenigen Therapeuten eingesetzt wird, weil er sehr schwierig zu erlernen ist.

Der Pulstest zeigt Körperreaktionen auf zu testende Substanzen an. Der Patient hält die Testsubstanz in der Hand, oder sie wird ihm aufgeschwungen. Aus der Reaktion des Pulses – die Pulswelle wird stärker oder schwächer – kann der Therapeut erkennen, ob die Substanz für den Patienten positiv oder negativ ist.

Die Ergebnisse eines bioenergetischen Tests sind natürlich auch von Ihrem energetischen Zustand zum Zeitpunkt der Untersuchung abhängig. Gewiss können Sie sich vorstellen, dass zum Beispiel extremer körperlicher oder geistiger Stress kurz vor dem Testtermin Ihre energetische Situation verändert. Dadurch kann es zu Testverfälschungen kommen. Daher sind Sie als Patient aufgefordert, ausgeruht zum Testtermin zu kommen. Sie sollten am Abend vor dem Testtermin nicht an einer Feier mit viel Alkohol und schwerem Essen teilnehmen. Und planen Sie die Anfahrt zur Praxis bitte so ein, daß Sie nicht abgehetzt in die Praxis kommen.

Selbstverständlich muß der Therapeut das Testen in entsprechenden qualifizierten Seminaren gelernt haben. Und häufig wird er das Testergebnis noch durch weitere Untersuchungen, z. B. durch Laboruntersuchungen, überprüfen und bestätigen.

Testsubstanzen (Testungen mit EAP, Kinesiologie, Tensor, RAC)

Dr. Voll und seine Kollegen testeten wie oben beschrieben mit der Elektroakupunktur die in den Meridianen fließende Energie. Sie führten zusätzlich die

Testung von Medikamenten ein, eine sensationelle Neuerung, die von der offiziellen Medizin in ihrer Reichweite bis heute nicht erkannt und gewürdigt wurde. Denn mit diesen Testungen kann geprüft werden, welche voraussichtliche Wirkung und Verträglichkeit ein mögliches Medikament auf den Patienten haben wird.

Die Aussage, ob ein mit der EAP getestetes Medikament für den Patienten voraussichtlich förderlich oder eher schädlich sei, ergibt sich aus der Änderung des Testwerts beim Patienten: Der Patient bekommt das Medikament in die Hand gegeben, oder das Medikament wird in eine mit dem Testgerät verbundene Testwabe gestellt. Dann bekommt er die elektromagnetischen Schwingungen des potentiellen Medikaments überspielt, und dessen Wirkung auf den Patienten kann am Energiewert des getesteten Meridianpunkts auf der Skala abgelesen werden.

Bewegt sich der Zeiger bei der Medikamententestung auf den Normwert zu, ist das Medikament für den Patienten mit großer Wahrscheinlichkeit wirkungsvoll, tut er das nicht, dann wird das Medikament dem Patienten wahrscheinlich nicht helfen oder sogar eher negativ wirken.

Warum? Weil dieses Medikament nicht mit dem Organismus in Resonanz tritt.

Deswegen ist besonders die Austestung von allopathischen Medikamenten erforderlich. Hierdurch kann auf die individuelle Reaktionssituation des Patienten eingegangen werden. Dieses Verfahren ist natürlich auch bei Naturheilmitteln sinnvoll.

Die MORA-Therapie

Der deutsche Arzt Dr. med. Franz Morell verfügte bereits über jahrelange Erfahrung mit der Elektroakupunktur nach Voll, als er 1975 eine Idee hatte, die eine weitere Revolution in der energetischen Medizin auslöste. Er wußte, dass die Energie, die an den Akupunkturpunkten gemessen wird, sowohl die gesunden (physiologischen, harmonischen) elektromagnetischen Schwingungen des Patienten enthält als auch krankhafte bzw. krankmachende (pathologische bzw. pathogene, disharmonische). Daraus leitete er ab, dass man die Regulationsfähigkeit des Patienten verbessern könne, wenn man die disharmonischen Schwingungen vermindere und die harmonischen verstärke. Der

Ingenieur Erich Rasche baute ihm das entsprechende medizinische Gerät dazu, und Dr. Morell konnte seine Idee in die Tat umsetzen.

Die Bioresonanztherapie legte den Grundstein zu Behandlungen mit patienten- und substanzeigenen Schwingungen. Sie kann bei viele Erkrankungen hilfreich sein, die mit konventionellen oder auch mit naturheilkundlichen Methoden kaum beeinflußt werden können. Beispiele sind Allergien und rheumatische Erkrankungen.

Die Bedeutung der Bioresonanztherapie in der Diagnostik

Das zentrale Prinzip der Bioresonanztherapie ist das (Bio-)Resonanzprinzip. Das bedeutet, dass ein therapeutischer Impuls mit dem Körper in Resonanz treten muß, um optimal wirken zu können. Dies ist bei der Bioresonanztherapie gegeben, weil sie mit patienteneigenen Schwingungen arbeitet.

Diese Methode ist im Buch »Bioresonanz-Therapie – Mit patienten- und substanzeigenen Schwingungen heilen« gut verständlich erläutert worden.

Deswegen wollen wir hier nur kurz die Hauptvorteile dieser Methode aufzählen:

- Die Bioresonanztherapie verwendet patienteneigene und substanzeigene elektromagnetische Schwingungen. Dadurch können in der Diagnose die Energieniveaus und die akuten und chronischen Belastungen des Patienten festgestellt werden.
- Die Bioresonanztherapie verwendet harmonische und disharmonische Schwingungen. Dadurch können in der Diagnsoe die funktionellen und organischen Schwachstellen des Patienten gefunden werden.
- Die Bioresonanztherapie verwendet invertierte (spiegelbildlich umgedrehte) disharmonische Schwingungen. Dadurch kann schon in der Diagnose festgestellt werden, welche Therapeutika in welcher Dosierung etc. eine positive Wirkung auf den Patienten haben werden.

Heute wird die Bioresonanztherapie in zahlreichen therapeutischen Praxen eingesetzt, und mit ihr können auch viele Erkrankungen erfolgreich behandelt werden, die bisher als unheilbar galten.

Die bioenergetische Diagnose des Therapeutischen Hauses

Vorweg eine Bitte an Sie: Bitte lesen Sie diesen Artikel in einem Zuge. Dann werden Ihnen die Zusammenhänge leichter verständlich. Überspringen Sie nichts und lesen Sie die Bedeutungen aller Begriffe, die Ihnen nicht ganz klar sind, im Glossar am Ende des Buches nach. Nur dann werden Sie den vollen Nutzen aus diesem Buch ziehen können.

Die bioenergetische Diagnose geht von dem durch Erfahrungen und wissenschaftliche Erkenntnisse gewonnenen Wissen aus,

- dass etwa 80 % aller Erkrankungen rein funktionell-energetische Störungen sind,
- dass biochemische Prozesse von Informationen gesteuert und geregelt werden und
- dass Energien biochemische Prozesse aktivieren.

Dadurch nehmen Informationen und Energien zentrale Positionen im funktionellen Körpergeschehen ein. Die vorrangigen Ziele der bioenergetischen Diagnose sind demzufolge

- das Gesamtpotential der Körperenergie festzustellen,
- die Energiegehalte der einzelnen Energieleitbahnen (Meridiane) zu ermitteln und
- die Störfaktoren herauszufinden, die die Regulationsstörungen verursachen und die Fehlregulationen auslösen.

Die 5-Elemente-Lehre und ihre Testungen

Bevor wir Ihnen die zentrale 5-Elemente-Lehre fachlich erklären, möchten wir Ihnen einen leichten Einstieg in Form einer Analogie anbieten:

Stellen Sie sich vor, Sie seien ein Haus. In Ihnen (in Ihrem Körper) wohnen 5 Familien (die 5 Elemente der chinesischen Akupunktur). Jede Familie (jedes Element) besteht aus Mutter, Vater, Tochter und Sohn (den 4 Meridianen, aus denen jedes Element besteht). Dies sind völlig intakte Familien, jedes Familienmitglied ist fürsorglich und hilft dem anderen in schwierigen Situationen. Wenn es Probleme gibt, dann besprechen sich Mutter und Vater, und einer hilft dem anderen, und wenn diese Hilfe mal nicht ausreicht, dann sind auch Tochter und Sohn hilfreich zur Stelle.

Und auch untereinander pflegen die Familien gute nachbarschaftliche Beziehungen. Weil sie alle darauf bedacht sind, dass das Leben in ihrem Haus angenehm und positiv ist, kümmern sich alle um Haus und Gemeinschaft.

Wenn eine Familie ein Problem hat, mit dem sie nicht fertig wird, dann fragen sie ihre Nachbarfamilien um Unterstützung, und diese gewähren sie, so lange sie können, d. h. so lange sie die notwendig Energie dazu haben. Also zunächst innerhalb der Familien und bei Bedarf danach von Familie zu Familie hilft jeder jedem so gut er kann.

Auf die 5-Elemente-Lehre der chinesischen Akupunkturlehre übertragen, hilft innerhalb der Familie »Feuer« zunächst Vater »Dünndarm«, wenn Mutter »Herz« ein Problem hat. Wenn beide das Problem nicht lösen können, helfen Tochter »Kreislauf« und Sohn »Dreifacher Erwärmer«. Können sie alle gemeinsam das Problem nicht lösen, dann bitten sie andere Familien um ihre Hilfe, z. B. Familie »Erde«, und die wird helfen, so lange sie die Energie dazu hat.

Nach diesem kurzen Vorspann möchten wir Ihnen die 5-Elemente-Lehre etwas fachlicher erklären, und wir haben uns bemüht, dies so gut verständlich wie möglich zu tun.*

Die 5-Elemente-Lehre ist eine umfassende Lehre über das ganzheitliche energetische Regulationssystem des Organismus. Sie ist die Gesamtheit der Informationen aller Regulations- und Steuerungsmechanismen.

Das bedeutet: Die 5-Elemente-Lehre stellt in übersichtlicher Form die Zusammengehörigkeiten, Abhängigkeiten und Wechselwirkungen der Meridiane dar. Sie demonstriert, dass der menschliche Organismus ein wohlgeordnetes und strukturiertes Ganzes (= ein System) ist.

Auf dieses System wirken von innen und außen Störfaktoren ein, und es ist die Aufgabe des Regulationssystems, diese Störungen auszugleichen. Ein Sy-

* Der Begriff »Elemente« wird nur in den westlichen Ländern verwendet. Der zugrunde liegende chinesische Begriff »wu-xing« bedeutet eigentlich 5 Wandlungsphasen, bezeichnet also im Gegensatz zu seiner westlichen »Übersetzung« ein dynamisches Geschehen. Dennoch werden wir im folgenden der westlichen Lesart folgen und weiterhin von »Elementen« sprechen.

stem, das sich unter einer Belastung ändert und das sich durch Regelungsvorgänge einer neuen Situation anpassen kann, wird ein System im Fließgleichgewicht genannt. Der Mensch ist ein solches System.

Das Fließgleichgewicht kann gestört werden. Symptome sind die Folge einer derartigen Störung. Es gibt Symptome, die Zeichen einer Regulations- bzw. Kompensationsbemühung sind, also eines Heilungsprozesses. Und es gibt Symptome, die Zeichen einer nicht mehr regulierbaren bzw. nicht mehr kompensierbaren Situation sind. So kann ein Fieber Ausdruck eines körpereigenen Heilungsprozesses sein, aber auch ein Zeichen, dass die Regulation überdreht, wenn das Fieber zu hoch geht.

Die 5-Elemente-Lehre ist das Kernstück der ganzheitlichen Diagnose und der ganzheitlichen Therapie. Wann immer man früher über ganzheitliche Diagnose und ganzheitliche Therapie sprach, versuchte man, durch Zusammenfügen von Einzelteilen ein Ganzes zu schaffen. So wurden Anamnese, körperliche Untersuchung und Laborbefunde zusammengefügt, um daraus eine ganzheitliche Diagnose zu entwickeln. Mit Kombinationen unterschiedlicher Therapieverfahren, wie Homöopathie, Phytotherapie, Psychotherapie, Bach-Blüten, Bioenergetik, Chirotherapie usw., versuchte man, die Erkrankungen ganzheitlich zu behandeln, d. h. von unterschiedlichen Ansatzpunkten aus.

Bei einem vorliegenden zumeist vielfältigen Symptomenbild wurden dann beispielsweise gleichzeitig die Haut, die Gelenke und das Hormonsystem behandelt. Dies alles waren lobenswerte Ansätze in Richtung auf eine ganzheitliche Behandlung.

Woran es aber trotzdem nach wie vor mangelte, war die Erkenntnis der zentralen verursachenden und auslösenden Störfaktoren und ihrer wechselwirkenden Rolle im gesamten Krankheitsgeschehen. Was fehlte, war das Wissen um die Reaktionsketten, die nacheinander abliefen und schließlich über mehrere Krankheitsstufen zu dieser Vielzahl von Symptomen führten.

Zwar hat die Schulmedizin durch die Erforschung von Funktions- und Regelkreisen des menschlichen Körpers ein immenses Wissen erarbeitet, aber letzten Endes wurden durch die Zersplitterung der Medizin in Fachbereiche doch nur isolierte Einzelaspekte therapiert, und der »ganze Mensch« blieb »auf der Strecke«.

Besonders hervorzuheben ist Dr. Dr. H.-W. Schimmel, der aus dem alten chinesischen Wissen einen für das westliche Verständnis praktikablen Ansatz entwickelte. Er untersuchte Kausalketten, die im Körper bestehen, und erstellte entsprechende Therapiesysteme. So demonstrierte er beispielsweise, dass die Leber über vielerlei Verbindungswege mit der Gallenblase, der Bauchspeicheldrüse, dem Magen, Dünn- und Dickdarm, aber auch mit dem Herz, den Kopfschleimhäuten, den Nasennebenhöhlen, den Mandeln, den Trigeminusnerven, der Mundschleimhaut und der Zunge, den Augen und den Zähnen, der Schilddrüse und Nebenschilddrüse, der Lunge, den Nieren und den Genitalien in Wechselwirkung steht, also letztlich dem gesamten Organismus.

Und so ist es sinngemäß auch mit den anderen Organen. Hier entstand ein umfangreiches Gedankengebäude, das eine wichtige Stufe auf dem Weg zur ganzheitlichen Behandlung darstellt.

Darüber hinaus hat Dr. Schimmel die 8 »Gefäße«, die Dr. Voll in Erweiterung der chinesischen Akupunktur gefunden hat, in die 5-Elemente-Lehre eingefügt.

Ein entscheidender Schritt bei der Entwicklung ganzheitlicher Diagnosen und Therapien gelang, als der Heilpraktiker Martin Keymer die 5-Elemente-Lehre, wie sie uns mit der traditionellen chinesischen Akupunktur überliefert wurde, für die therapeutische Praxis anwendbar machte. Hierzu entrümpelte er sie von allen für den westlichen Geist unverständlichen philosophischen Überlegungen. Zusätzlich entwickelte er Testampullen für die Diagnose und Therapie der Wechselwirkungen innerhalb der 5-Elemente-Lehre.

Über diese Testampullen wollen wir später berichten, zunächst wollen wir Ihnen die Grundzüge der 5-Elemente-Lehre vorstellen. Dabei können wir Ihnen leider ein wenig Theorie ab und zu nicht ersparen. Wir wollen aber nicht zu tief in die Theorie einsteigen, sondern lediglich die Gedanken vermitteln, die für ein Verständnis der ganzheitlichen Behandlung nach dem Konzept des Therapeutischen Hauses erforderlich sind.

Im folgenden können Sie lesen, worum es bei der 5-Elemente-Lehre geht und warum sie für Ihre Gesundung wichtig ist. Damit Sie diesen Gedanken besser folgen können, sollten Sie die verwendeten Begriffe immer wieder auf der folgenden Abbildung nachsehen.

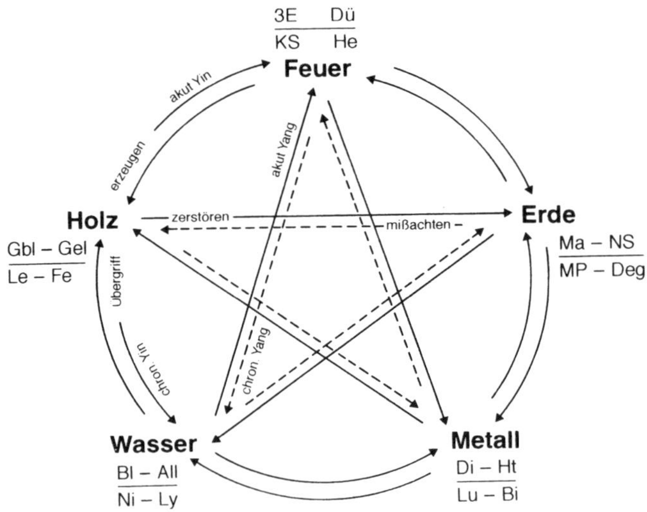

Schema der 5-Elemente-Lehre

Die 5-Elemente-Lehre ist, wie der Name sagt, die Lehre von den fünf Elementen und ihren Wechselbeziehungen. Diese Elemente werden Feuer, Erde, Metall, Wasser und Holz genannt, weil die alten Chinesen, die diese Lehre entwickelt hatten, ein naturverbundenes Volk waren. Die 5-Elemente-Lehre war in ihre Naturphilosophie eingebunden.

Die Begriffe »Feuer«, »Erde« usw. haben nichts mit unserem Verständnis von Feuer, Erde, Metall, Wasser und Holz zu tun. Sie sind kennzeichnende Begriffe, deren tiefere Bedeutung man nur verstehen kann, wenn man sie unter den Gesichtspunkten der alten chinesischen Yin-Yang-Philosophie betrachtet.

Und auch der Begriff »Element« ist nicht im Sinne von »Urstoff, Naturkraft« gewählt, sondern er wird im Sinne von »Bestandteil« (nämlich des Ganzen) verwendet. Aber in der Akupunktur, der Elektroakupunktur, der Bioresonanztherapie und in der ganzheitlichen Diagnose und Therapie des Therapeutischen Hauses werden diese Begriffe beibehalten, weil sie in der originalen chinesischen Akupunkturlehre nun mal so gewählt wurden.

Die 5-Elemente-Lehre ist die Lehre von den Wechselwirkungen und Regulationsmöglichkeiten der Hauptmeridiane des Körpers und seiner Organe und Organmeridiane in einer ganzheitlichen Sicht. Sie führt zu einer ganzheitlichen Diagnose und einer ganzheitlichen Therapie der jetzt in diesem Moment bestehenden Hauptbelastungen des Patienten. Diese Hauptbelastungen haben zu den ganzen Kettenreaktionen geführt, die Sie als Patienten krank gemacht und im Endeffekt Ihre Symptome produziert haben.

Wie Sie auf der Abbildung Seite 72 erkennen können, sind jedem Element vier Meridiane zugeordnet. Diese stehen in jedem Element untereinander in Beziehung. Diese Wechselwirkungen sollen Ihnen an einem Beispiel aufgezeigt werden:

Ein krankmachender Reiz, beispielsweise eine intensive Antibiotikatherapie, hemmt das Wachstum des Darmbakteriums *Escherichia coli.* Dieses Bakterium reizt normalerweise durch seine pathologische Seite das in und an der Darmwand befindliche (= darmwandständige) Immunsystem. Dadurch regt es das Immunsystem zur Abwehrleistung an. Durch die verminderte Anzahl dieser Bakterien sind diese Reize jedoch verringert. Dadurch sinken die Abwehrleistungen des Abwehrsystems. Aufgrund der geschwächten Abwehr können sich die krankmachenden Escherichia coli wieder vermehren. In der Folge wird dann das darmwandständige Immunsystem wieder aktiver. Es bremst durch vermehrte Abwehrtätigkeit das weitere Wachstum der Escherichia coli. Nun pendelt sich wieder ein Gleichgewichtszustand zwischen Bakterien und Immunsystem ein, beide sind wieder in einem natürlichen Gleichgewicht.

Wäre nun in der vorher bestehenden Ungleichgewichtssituation ein weiterer intensiver störender Reiz hinzugekommen, beispielsweise durch eine neue Nahrungsmittelallergie, dann wäre der Dickdarm vielleicht so stark belastet worden, dass er den geschilderten Ausgleich, also die Regulation, nicht mehr aus eigener Kraft hätte schaffen können. Er wäre »krank« geworden.

In dieser Situation hätte der Dickdarm (im Element »Metall«) zunächst bei seinem Elementpartner »Lunge« Hilfe gesucht, d. h. der Dickdarmmeridian hätte sich bei seinem Partnermeridian »Lunge« Energie geholt. Oder umgekehrt formuliert: Der Lungenmeridian hätte dem Dickdarmmeridian zur Bewältigung seines Problems Energie abgegeben.

Hat nun der Lungenmeridian genug Energie, dann kann der Dickdarm energetisch geheilt werden.

Hat jedoch der Lungenmeridian nicht genügend Energie, um den Dickdarmmeridian zu stabilisieren, dann bleibt der Dickdarmmeridian energetisch schwach. Der Lungenmeridian wird durch seinen Energieverlust zusätzlich in Mitleidenschaft gezogen. Kann er diesen Energieverlust verkraften, dann bleibt er energetisch ausreichend stark, schafft er es nicht, dann wird auch er energetisch schwach.

Sind nun also sowohl der Darmmeridian als auch der Lungenmeridian energetisch stark geschwächt (d. h. »dekompensiert«), dann fordern sie innerhalb ihres Elements »Metall« Hilfe bei ihren Elementpartnern an, z. B. beim Hautmeridian oder beim Bindegewebsmeridian. Können diese beiden Meridiane mit ausreichend Energie aushelfen, dann kann die energetische Schwäche von Darm und Lunge überwunden werden.

Dickdarm --------- Haut
/ /
Lunge ----- Bindegewebe

Haben jedoch Hautmeridian und Bindegewebsmeridian nicht genügend Energie, oder werden sie durch die Energieabgabe selbst energetisch stark geschwächt, dann dekompensiert das gesamte Element »Metall«, dem die Meridiane Dickdarm, Lunge, Haut und Bindegewebe angehören. Es dekompensiert also dann in seiner Gesamtheit.

Bis hierher haben wir Ihnen die Störung der Körperenergie im Element »Metall« beschrieben. Nun werden Sie sich vielleicht gesagt haben: Das mit der Energie, das ist ja ganz gut und schön, aber was hat das mit meiner Krankheit zu tun, die ich doch im Körper an meinen materiellen Symptomen spüre?

Deswegen wollen wir jetzt ein paar Anmerkungen machen über die Bedeutung der Körperenergie im Krankheitsgeschehen.

Sie kennen sicherlich die Unterscheidung von Erkrankungen in »funktionelle« und »organische« Erkrankungen: Wenn bei einem Patienten eine Herzrhythmusstörung ohne organischen Befund vorliegt, handelt es sich dabei um eine rein funktionelle Störung des Reizleitungssystems. Wenn aber durch ein Blutgerinnsel (einen Thrombus) im Herzkranzgefäß die Versorgung eines bestimmten Herzmuskels mit Sauerstoff und anderen Nährstoffen unterbunden wird, degeneriert der entsprechende Herzmuskel, und eine organische Erkrankung ist entstanden.

Und jetzt kommt das Wichtige: Die funktionellen Erkrankungen laufen nur auf der energetischen Ebene ab, während die organischen Erkrankungen auch auf der materiellen Ebene ablaufen. Funktionelle Erkrankung und energetische Erkrankung sind also ziemlich dasselbe. Bei organischen Erkrankungen sind die materielle *und* die funktionelle Ebene betroffen.

Dabei gehen die energetischen Erkrankungen zumeist den materiellen Erkrankungen voraus, außer wenn durch einen starken Reiz – z. B. durch einen Messerstich – sofort das Gewebe verletzt wird.

Weil also normalerweise die energetisch-funktionelle Störung der materiell-organischen Störung vorausgeht, können mit der energetischen Diagnose schon funktionelle Erkrankungen erfaßt werden, die sich organisch noch gar nicht ausgebildet haben! (Damit können sie schon therapiert werden, bevor sie sich organisch ausbilden!)

Daher kann es also sein, dass mit der ganzheitlichen bioenergetischen Diagnose nach der 5-Elemente-Lehre schon ein Befund auftreten kann, bevor er vom Patienten bemerkt wird oder bevor er mit entsprechenden Röntgen- oder Labordaten nachgewiesen werden kann. Andererseits sind organische Störungen natürlich immer mit energetischen Störungen verbunden.

Übertragen auf unser Beispiel bedeutet das: Die beschriebenen energetischen Störungen können vorhanden sein, ohne dass der Patient alle entsprechenden Störungen körperlich empfindet oder ohne dass sie sich schon materiell-organisch ausgebildet haben. Es kann aber auch sein, dass einzelne oder alle energetischen Störungen bereits mit materiellen Störungen parallel laufen.

Zurück zu unserem Beispiel: Das Element »Metall« besteht nicht nur aus den vier im Beispiel besprochenen Meridianen Dickdarm, Lunge, Haut und Bindegewebe, sondern es hat auch noch fest definierte Beziehungen zum Kopf, und zwar zu bestimmten Zähnen (oben rechts und links zu den 4. und 5. Vorbackenzähnen [Prämolaren] sowie unten rechts und links zu den 6. und 7. Backenzähnen [Molaren]) sowie zu den Siebbeinzellen der Nasennebenhöhlen und zu den Tubenmandeln an den Ohrtrompeten.

Sie sehen: Schon wenn sich eine Krankheit nur im Element »Metall« und den dazugehörigen Organen ausbreitet, kann sie den Dickdarm, die Lunge,

Elemente	**Wasser**	**Holz**	**Metall**	**Erde**	**Feuer**
Organpaare	**Ni/Bl**	**Le/Gb**	**Lu/Di**	**Mi-Pa/Ma**	**He/Dü**
Yin/Yang	Ly/All	Fe/Gel	Bi/Ht	Odg/Ns	Ks/3E
NNH	Keilbeinhöhle		Siebbein-zellen	Kieferhöhle	Sinus cavernosus
	Stirnhöhle				
Tonsillen	Rachenmandel	Gaumenmandel	Tubenmandel	Kehlkopfmandel	Zungenmandel
oben	1 2	3	4 5	6 7	8
Odonton					
unten	1 2	3	4 5	6 7	8
Tonsilben	Rachenmandel	Gaumenmandel	Kehlkopfmandel	Tubenmandel	Zungenmandel
NNH	Stirnhöhle			Siebbein-zellen	Sinus cavernosus
	Keilbeinhöhle		Kieferhöhle		
Yin/Yang	Ly/All	Fe/Gel	Odg/Ns	Bi/Ht	Ks/3E
Organpaare	**Ni/Bl**	**Le/Gb**	**Mi-Pa/Ma**	**Lu/Di**	**He/Dü**
Elemente	**Wasser**	**Holz**	**Erde**	**Metall**	**Feuer**

Fokalbelastung nach der 5er-Regel

die Haut, das Bindegewebe, bestimmte Zähne, die Nasennebenhöhlen und die Tubenmandeln befallen und dort eine Vielzahl von Symptomen bewirken.

Ein Therapeut, der nach der Methode der 5-Elemente-Lehre arbeitet, kann u.U. viele dieser Symptome auf eine einzige Ursache zurückführen, nämlich in diesem Fall auf die intensive Antibiotikatherapie. Er kann sie durch eine entsprechende Therapie ursächlich behandeln, während in der Schulmedizin ein Heer von Fachspezialisten (Gastroenterologen, Pulmologen, Dermatologen, Internisten, Hals-Nasen-Ohren-Ärzte, Zahnärzte) aufgeboten werden müßte, wobei es noch fraglich ist, ob einer von ihnen die notwendige Darmsanierung anregt. Und wie soll da ein ganzheitlicher kausaler Therapieansatz gefunden werden?

Wenn nun das Element »Metall« überfordert bzw. dekompensiert ist, »bittet« es die anderen Elemente um energetische Unterstützung, beispielsweise das Element »Wasser«, und dieses Element gibt ihm die geforderte Energie, wenn es kann.

Element Metall <——> Element Wasser

Im Element »Wasser« stellt dann irgendein Meridian seine Energie zur Verfügung.

Wenn aber ein Element einem anderen hilft, dann tut es das unter Einbuße seiner eigenen Energie. Dieser Energieverlust kann soweit gehen, dass das helfende Element selbst dekompensiert. Wenn also das Element »Wasser« dem Element »Metall« hilft, kann dadurch ein energetisches Defizit im Element »Wasser« entstehen. Dieses kann beispielsweise zu einer Allergie führen. (»Allergie« ist ein Meridian im Element »Wasser«.)

Ob dieser Energieverlust zur Dekompensation des helfenden Elements »Wasser« führt, hängt davon ab, wie hoch der Energiebedarf von »Metall« ist und ob das Energiepotential des helfenden Elements »Wasser« groß genug ist, um seinen eigenen Energieverlust zu verkraften. Das bedeutet auch: Wie groß ist seine Vorschädigung?

Damit meinen wir folgendes: Es gibt Menschen, die jahrelang ungesund gelebt haben und sich trotzdem bester Gesundheit erfreuen. Aber auf einmal kommt eine ganz banale Erkältung daher, und man fühlt sich todkrank und kann sich von dieser kleinen Erkältung überhaupt nicht mehr richtig erholen. Was ist passiert? Bis zu der Erkältung konnte der Organismus die auftretenden Störfaktoren (= Reize) immer wieder kompensieren. Erst durch die banale Erkältung lief plötzlich »das Faß über«, und in einer rückwirkenden Kettenreaktion versagten wie beim Durchbrennen einer Sicherung die Ausgleichsleistungen mehrerer Elemente und verhinderten, dass sich der Organismus wieder richtig erholen konnte. Die Summierung der Vorschädigungen führte dazu, dass die hinzugekommene pathogene Energie der Erkältung nicht mehr verkraftet werden konnte.

Das dekompensierte Element »Metall« wirkt also auf die anderen Elemente, indem es z. B. im Element »Wasser« allergische Reaktionen auslöst und die lymphatische Belastung erhöht, im Element »Holz« die Leber durch Toxine belastet und durch Ablagerung von Schlacken in den Gelenken rheumatische Beschwerden hervorruft, und im Element »Feuer« zu einer Rückkopplung auf den Dünndarm und zu hormonellen Störungen führt, während das Element »Erde« zum Beispiel gar nicht belastet wird.

Insgesamt treten also nun sicht- und spürbare Symptome auf, aber ihr Ursprung, der Kern der Erkrankung, liegt ganz woanders (nämlich in unserem Beispiel in der Antibiotikatherapie bzw. in der Darmdysbakterie). Eine simple Ursache-Wirkung-Beziehung ist in einem Fließgleichgewicht, wie es der Mensch darstellt, offensichtlich nicht vorhanden. Der Mensch ist kein Reagenzglas, allen Laborversuchen zum Trotz!

Zusammengefaßt könnten bei unserem Beispiel folgende Eskalationen energetischer Störungen getestet worden sein:

1. *Stufe:* Der Dickdarmmeridian ist gestört, er kann aber die Störung selbst ausregulieren (der Dickdarmmeridian ist ein kompletter Regelkreis).
2. *Stufe:* Der Dickdarmmeridian ist gestört, er kann die Störung nicht selbst ausregulieren; er bekommt Hilfe von seinem Partnermeridian »Lunge« (Dickdarmmeridian und Lungenmeridian bilden gemeinsam einen Regelkreis).
3. *Stufe:* Der Lungenmeridian kann die Störung des Dickdarmmeridians nicht ausgleichen, der Partnermeridian »Haut« kommt zu Hilfe (alle drei Meridiane bilden zusammen einen neuen Regelkreis).
4. *Stufe:* Der Hautmeridian kann auch nicht ausreichend helfen, der Partnermeridian »Bindegewebe« kommt zu Hilfe (alle vier Meridiane bilden zusammen einen neuen Regelkreis).
5. *Stufe:* Alle drei Partner können nicht helfen, das Element »Metall« dekompensiert und bekommt Hilfe von einem oder mehreren anderen Elementen und deren Meridianen.

Die Frage ist nun, welche Elemente insgesamt dekompensiert sind, worin also die Ziele der Therapie bestehen, und in welcher Rangfolge sie in die Tat umgesetzt werden sollen.

Um diese Fragen beantworten zu können, entwickelte Martin Keymer bestimmte Testampullen. Diese Testampullen werden in eine Testwabe gestellt, und es wird überprüft, ob die Testampullen die Meßwerte der entsprechenden Meridiane ausgleichen (also die Elemente stabilisieren) können.

Bei diesen Testungen wird etwa folgende Reihenfolge eingehalten:

1. *Schritt:* Es wird überprüft, welche Elemente dekompensiert sind, d. h. in der Therapie elementspezifische Energie brauchen. Es kann sein, dass alle Elemente dekompensiert sind oder aber mehrere oder nur eins oder gar keins.
2. *Schritt:* Es wird überprüft, welches Element auf welches andere Element wirkt, d. h., welches Element welche anderen Elemente dekompensiert.

3. *Schritt:* Es wird überprüft, welche Meridiane in den Elementen des 2. Schritts (bzw. des 1. Schritts) betroffen sind.
4. *Schritt:* Es wird überprüft, welche Organanteile in den einzelnen betroffenen Meridianen gestört sind.

Um mit einer krankhaften Situation im Dickdarm fertig zu werden, wird der Dickdarmmeridian zunächst seine Energie erhöhen, was sich in erhöhten Meßwerten niederschlägt (z. B. Meßwert 83). Muß er diese Energie vom Lungenmeridian abziehen, dann sackt dort der Energiegehalt und damit der Meßwert ab (z. B. auf Meßwert 45). Sind durch die energiezehrenden Selbstheilungsbemühungen alle Meridiane des Elements »Metall« erschöpft, dann holt sich das Element »Metall« Energie bei anderen Meridianen, deren Meßwerte dann entsprechend sinken.

Die schwierige Frage, die es zu lösen gilt, lautet also immer: Was setzte die ganze Kettenreaktion in Gang?

Zum Schluß dieses Abschnitts soll noch erwähnt werden, dass die Elemente nicht nur die bioenergetische Struktur des Körpers repräsentieren, sondern auch die psychische. Wie zwei Seiten einer Münze, so enthält jedes Element eine energetische und eine psychische bzw. informationelle Seite. So wird ein Patient, dessen Hauptschwachpunkt das Element »Feuer« ist, häufig ganz bestimmte psychische Probleme aufweisen, beispielsweise wird er seine Energie intensiv verausgaben und durch ein überaktives, streßbeladenes Leben häufig unter Schlafstörungen und Erschöpfung leiden. Auf diese psychische Seite im Detail einzugehen, würde jedoch den Rahmen dieses Buches sprengen. Wieweit der einzelne Therapeut in seiner Praxis auf die Psyche des Patienten eingeht, hängt von seiner Praxisstruktur und von der Notwendigkeit ab.

Die 5-Elemente-Tees

Die von Martin Keymer entwickelten 5-Elemente-Tees stabilisieren das energetische Schwingungsspektrum des jeweiligen Elementes. Dabei werden die körpereigenen Selbstheilungskräfte und geschwächte Organfunktionen unterstützt. Die vorliegende Konstitution des Patienten und psychotherapeutische Maßnahmen werden gestützt. Zusätzlich werden durch Aktivatortropfen die Entgiftungsfunktionen jedes Elements mobilisiert. Die Tees stellen also keine Therapeutika im Sinne einer Nieren- oder Lebertherapie dar.

Die Auswahl der 5-Elemente-Tees kann entsprechend den Jahreszeiten, der jahreszeitlichen Rhythmik, der chinesischen Organuhr, den Chakren oder den Sternzeichen erfolgen; ebenfalls ist die Zuordnung zu bestimmten Erkrankungen, Organen, Wirbelsäulensegmenten, Gelenken und Zähnen möglich. Die Auswahl und Zubereitung der Tees kann von den Patienten selbst vorgenommen werden.*

Ursache-Wirkungen-Reaktionen

In der Befunderhebung (= Anamnese) berichtet der Patient über seine Beschwerden. Er berichtet aber auch über Vorerkrankungen, die in den Jahren davor aufgetreten sind. Vielleicht auch – wenn er das weiß – darüber, wie alles angefangen hat, also welche Erkrankung am Anfang seiner Krankheitsgeschichte stand; womöglich kennt er auch deren Ursache. Es ist immer wieder erstaunlich, wie häufig die Patienten den wahren Kern ihrer Erkrankungen kennen, ihn aber lange verleugnet haben.

Von dieser ersten Ursache wurde das ganze Krankheitsgeschehen ausgelöst, und ab da ging es immer weiter. Das bedeutet: Diese erste Ursache hat eine ganze Kette krankhafter Reaktionen in Gang gesetzt. Deswegen ist es wichtig, die Ursache zu erkennen und zu eliminieren, damit sie nicht mehr weiterwirkt.

Nun weiß man aber aus der ganzheitlichen Medizin, dass die erste dem Patienten bekannte Ursache nicht immer die wahre Ursache ist, die das Krankheitsgeschehen wirklich verursacht hat. Sie ist oft nur der Tropfen, der das Faß zum Überlaufen gebracht hat, also der die Krankheit auslösende Faktor. Davor gab es eine Vielzahl von Störfaktoren, die das Faß vollaufen ließen, die der Körper aber aufgrund seiner noch guten Abwehrkraft immer wieder kompensieren konnte.

Die offensichtliche Ursache ist also nicht zwangsläufig die wahre Ursache der Erkrankung. Die Frage ist nicht: Welcher Störfaktor hat die zutage getretene Krankheit ausgelöst?, sondern die Frage ist: Welcher Störfaktor war

* Informationen vom Dermatologischen Privatinstitut Martin Keymer, siehe Anhang.

so stark, dass er das Abwehrsystem am meisten störte und muß deswegen als erstes eliminiert werden?

Hieraus ergeben sich ebenfalls Kettenreaktionen, aber ganz anderer Art: Es geht nicht um zeitliche Reaktionsketten, sondern um Wirkungsreaktionsketten, wobei natürlich auch beide zusammentreffen können.

Das soll an einem Beispiel erläutert werden: Ein bestimmter Nahrungsmittelzusatzstoff, sagen wir einmal Tartrazin (= E 102), hat eine toxische oder allergische Reaktion ausgelöst. Damit scheint er der Verursacher der Erkrankung zu sein, und die Therapie wird darauf angelegt. Das ist aber diesmal nicht richtig, denn Tartrazin war lediglich der Auslöser der Erkrankung. In Wirklichkeit war der Organismus schon durch zahlreiche andere Störfaktoren vorbelastet, wie beispielsweise eine virale Belastung, eine Dysbakterie aufgrund einer intensiven Antibiotikatherapie, eine Amalgambelastung. Diese haben in ihrer Gesamtheit die Selbstregulation des Organismus so stark belastet, dass Tartrazin lediglich zur Fehlregulation führte.

Werden nun alle Nahrungsmittel mit dem Farbstoff Tartrazin weggelassen, dann hat der Patient natürlich keine krankhaften Reaktionen mehr. Aber das Abwehrsystem ist dadurch nur geringfügig verbessert, und nun kann ein Kontakt mit einem anderen Nahrungsmittelzusatzstoff, beispielweise Chinolingelb (= E 104) toxische oder allergische Reaktionen auslösen.

Ein anderes Beispiel: Bei einem Kind wurde eine akute Mandelentzündung antibiotisch behandelt. Da die Mandelentzündung (Tonsillitis) trotz wiederholter Antibiotikatherapien jedoch immer wieder auftrat, wurden schließlich die Mandeln entfernt. Wenige Jahre später trat ein allergisch bedingter Heuschnupfen aufgrund von Gräserpollen auf. Nun können zwar die allergischen Reaktionen auf diese Gräserpollen mit Erfolg behandelt werden, damit ist aber die Bereitschaft zu allergischen Reaktionen, die in diesem Fall durch die unterdrückenden Antibiotikatherapien der Mandelentzündungen (Tonsillitiden) verursacht wurde, nicht behoben.

Der Therapeut muß die Ursache, die die Reaktionskette begonnen hat, beheben. Und dies ist die unterdrückend behandelte Mandelentzündung. Sie ist gleichzeitig der aus zeitlicher Sicht erste Faktor und der im Hinblick auf die Belastung der Abwehr schwerwiegendste Faktor. Deshalb muß unbedingt die rückvergiftend (retoxisch) therapierte Mandelentzündung behandelt werden, um die Ursache der Kettenreaktion aufzulösen.

Die Beantwortung der Frage, welches der am stärksten belastende Faktor ist, der die Kettenreaktion unterhält, ist mit der 5-Elemente-Lehre und der vernetzten Testtechnik zu bekommen. Mit der 5-Elemente-Lehre kann man herausfinden, welche Elemente, Meridiane und Organe an diesem Krankheitsgeschehen beteiligt und welche davon am stärksten betroffen sind. Mit der vernetzten Testtechnik kann man feststellen, welche Störfaktoren die Meridiane und Organe am stärksten belasten.

Wie komplex man in der bioenergetischen Ganzheitsmedizin denken muß, wollen wir Ihnen einmal an einem häufigen Problem darlegen:

Bindegewebsschwäche und Senkniere durch belastende Weisheitszähne

Die unteren Weisheitszähne sind mit den Nebennieren gekoppelt. Das bedeutet, dass diese Zähne negative Einflüsse auf die Nebennieren ausüben können, wenn sie oder ihr Zahnfach, in dem sie stecken, gestört oder geschädigt sind. Diese negativen Einflüsse können vielgestaltig sein, und sie können sogar bis hin zur Ausbildung einer Senkniere reichen.

Die Wirkungen beginnen schon in den ersten Lebensjahren, verstärken sich dann in der Pubertät und ziehen sich bis ins hohe Alter hin. Sie betreffen weniger die Männer, vornehmlich die Frauen. Bei diesen führt die pathologische Entwicklung oft dahin, dass sie schon mit 50 Jahren nichts mehr leisten können. Sie sehen ständig unüberwindliche Berge von Arbeit vor sich. Sie laufen ständig – weil sie nur noch wenig schaffen können – mit einem schlechten Gewissen herum. Selbst die Dinge, die sie noch erfreuen könnten, beispielsweise Besuche, Reisen usw., werden für sie zur Qual, weil sie mit schier nicht zu bewältigender Vorbereitungsarbeit verbunden sind. Diese Frauen fühlen sich zermürbt, alles ist für sie zu viel: der Mann, die Kinder, der Beruf, der Haushalt, abendliche Kurse, das Aufstehen, sogar das Schlafen. Alles wirkt ermüdend, alles erschöpfend, alles sinkt herab, sogar – und das ist das klinisch Kennzeichnende an dieser Erkrankung – die Niere, die Senkniere.

Was ist passiert? Zu Beginn der Pubertät kann das Hormonsystem von geschädigten Weisheitszähnen irritiert werden, mit der Wirkung, dass die Nebennierenaktivität reduziert wird. Dies löst eine Kettenreaktion aus: Es kommt zu einer irritierenden Rückkopplung auf die Hypophyse und durch deren Fehlsteuerung zu Fehlentwicklungen innerhalb des Hormonsystems und somit der sich entwickelnden Zyklussituation und der Pubertät insgesamt. Dies geht bis zu einer verlangsamten und fehlgesteuerten Entwicklung des weiblichen Körpers. Hierbei kann sich auch eine Bindegewebsschwäche einstellen. Diese Bindegewebsschwäche wiederum führt zu einer Senkniere, üblicherweise zu einer Absenkung der rechten Niere, obwohl gerade die rechte Körperseite der Frau die energetisch stärkere Seite ist, eine paradoxe Situation also. Das entscheidende Problem ist, dass also in einer Entwicklungsphase, in der die hormonellen Weichen für die Zukunft gestellt werden, sich diese Irritation durch die Weisheitszähne ausgerechnet auf das Hauptsteuerungsorgan des Hormonsystems – die Hypophyse – auswirken kann, das diese Entwicklungsphase lenkt.

Diese negative Beeinflussung des Hormonsystems durch die irritierte Hypophyse wirkt sich besonders auf die Hormonproduktion der Nebennierenrinde aus, sprich auf die Kortisonproduktion. Wird dadurch zu wenig Kortison gebildet, läßt dies Immunreaktionen freien Lauf und fördert somit indirekt allergische und entzündliche Reaktionen. Das ist auch der Sinn eines vom Körper selbst gesteuerten Absinkens des Kortisonspiegels (den fehlinformierte Therapeuten dann wieder durch Kortisongabe aufheben!). Wenn man aber die allergischen und entzündlichen Phasen abklingen läßt, hebt der Organismus danach den Kortisonspiegel von allein wieder auf das physiologische Niveau an, und dann hat es wieder seine normale antiallergische und antientzündliche Wirkung.

Mit anderen Worten: Wenn es durch Einwirkung eines Weisheitszahns bzw. mehrerer Weisheitszähne zu einer Abnahme der Nebennierenrinden-Kortisonproduktion kommt, können die antiallergischen und antientzündlichen Prozesse nicht ablaufen, und das Bindegewebe ist ständig durch allergisch und entzündlich wirkende Substanzen irritiert, was die allergische Disposition deutlich erhöht.

Eine weitere Folge der durch die Weisheitszähne verursachten verminderten Kortisonproduktion ist die vermehrte Wirkung von Streß, da Kortison ein Hormon zur Streßverarbeitung ist. Und schließlich ist Kortison ein Bindegewebsstabilisator, und ein Kortisonmangel führt zu einer Abnahme der Bindegewebsstabilität, somit zur Bindegewebserschlaffung (als Paradebeispiel kann hier die Cellulitis angeführt werden).

Kurzum: Diese Mädchen erleben die Pubertät also nicht als aktivierenden Faktor, denn aufgrund des Weisheitszahnbedingten Kortisonmangels und der dadurch bewirkten fehlenden Bindegewebsstabilisation werden sie im Gegenteil häufig bindegewebsschwach. (Es wäre aber *keine* Lösung, in dieser Phase Kortison von außen zuzuführen! Das würde durch Rückkopplungsprozesse über die Hypophyse die Kortisonproduktion noch mehr drosseln und die Mädchen in noch größere Hormonprobleme treiben.)

Da der Mensch – wie wir immer wieder betonen – ein Ganzes ist, wirkt sich die reduzierte Nebennierenrinden-Situation natürlich auch auf die Niere aus und auf die Psyche. Sie haben gravierende Leistungsprobleme, Lustlosigkeit, Entscheidungsprobleme, undefinierbare Ängste, sind oft launisch, leiden unter unvorhersehbaren Stimmungsumschwüngen. Aber es ist nicht »ihre Schuld«, sie können nicht anders, sie sind von ihrer fehlgesteuerten Hormonsituation geprägt.

(Den körperlichen Aspekt psychischer Probleme sollte man immer bei einer Beurteilung seltsamer Verhaltensweisen von Menschen berücksichtigen – vielleicht ist ihr seltsames Verhalten durch körperliche Fehlreaktionen bedingt, wie das zum Beispiel bei psychischen Störungen durch allergische Reaktionen auf Nahrungsmittel und Nahrungsmittelzusatzstoffe der Fall sein kann.)

Ein weiteres Problem dieser Mädchen und Frauen: Wenn die Nebenniere einer akuten Belastung ausgesetzt wird, kann es zu rückkoppelnden Wirkungen auf das Nervensystem kommen. Dies kann sich wiederum auf die Hypophyse auswirken; ebenso auf die zentrale Steuerung Thalamus–Hypothalamus, auf das limbische System, auf den Elektrolythaushalt, auf den Wasserhaushalt usw.

Ein Teil dieser Frauen erlebt während einer Schwangerschaft oft ein regelrechtes »Hochgefühl«, weil die Aktivität der Nebennierenrinde durch die produzierten Schwangerschaftshormone vorübergehend gebessert wird. Ein anderer Teil dieser Frauen hat aber leider das Problem, gar nicht schwanger werden zu können. Eine das Hormonsystem stimulierende Therapie kann diesem Problem häufig abhelfen.

Doch nun genug der Beschreibungen, was bei einer fokal-toxischen Belastung des Organismus durch die Weisheitszähne alles passieren kann. Was läßt sich gegen diese Probleme tun, vorbeugend und therapeutisch?

Zunächst geht es einmal darum, festzustellen, ob überhaupt eine Belastung der Weisheitszähne vorliegt. Das sollte möglichst frühzeitig geschehen, am besten schon vor der Pubertät. Die körperliche Belastung durch die Weisheitszähne kann im Rahmen einer Bioresonanztherapie mit den entsprechenden Testampullen nachgeprüft werden. Mit ihnen kann man testen, ob diese Zähne belastet sind und ob ihre Belastung eine Fernwirkung auf den Organismus ausübt, ferner auf welche Organe.

Falls der Befund positiv ist, also eine Belastung vorliegt, ist eine sofortige energetische Behandlung zwingend notwendig, möglicherweise auch eine Entfernung (Extraktion) der betroffenen Weisheitszähne. Das muß dann der Zahnarzt in Abstimmung mit dem Bioresonanztherapeuten entscheiden. Die Eliminierung dieser Fokaltoxikose ist nicht »im Vorbeigehen« zu machen, wirkt sich aber auf jeden Fall segensreich für den sich entwickelnden Körper aus. Nach der Pubertät kann eine derartige Therapie eine Verstärkung der Problematik verhindern, im und nach dem Klimakterium sind die Therapieerfolge aufgrund der in diesem Alter schon zementierten Problemsituation eher gering.

Und das ist das eigentliche Problem der fokaltoxischen Belastung durch Weisheitszähne. Denn das Schicksalhafte dieser Erkrankung liegt im Vorklimakterium und im Klimakterium, weil in dieser Zeit die Produktion von Östro-Gestagenen altersbedingt abnimmt. Dadurch steigt der Bedarf an endogenem Kortison, und das wird eben nicht ausreichend gebildet. Das bedeutet, dass die »Schere« zwischen Bedarf und Produktion immer weiter aufgeht. Der real existierende Kortisonmangel wird also immer größer. Dadurch bauen diese Frauen immer weiter ab. Aber mit therapeutischen Maßnahmen kann man dem Problem jetzt kaum noch beikommen. Und eine Dauermedikation von Kortison wäre in dieser Situation das Falscheste, was man machen könnte, weil dadurch die körpereigene Kortisonproduktion noch mehr gedrosselt würde.

Deswegen muß – es sei hier wiederholt – die Diagnose so früh wie möglich gestellt werden, denn nur bei frühzeitigem Erkennen der Situation ist Heilung möglich. Und das geht nur über die energetische Diagnose und Therapie.

Die Weisheitszähne wirken über das Element »Feuer« nicht nur auf das Hormonsystem, sondern auch noch auf einige andere Meridiane und Organe. Das muß dann herausgetestet werden.

Ein Beispiel für weitere Fernwirkungen dieser Zähne ist der Herzmeridian. Weisheitszähne können Fernwirkungen auf das Herz ausüben, sowohl funktionelle als auch organische. Deswegen gilt für Ganzheittherapeuten auch das Erfahrungswissen: Kein Herzinfarkt ohne Beteiligung der Weisheitszähne. Im akuten Fall muß dies immer überprüft und gegebenenfalls in die Therapie des Herzinfarkts einbezogen werden, sonst läßt der nächste Herzinfarkt nicht lange auf sich warten.

Zum Schluß dieses Artikels noch etwas Positives: Belastungen durch Fehlentwicklungen der Weisheitszähne sind im allgemeinen unterschwellig und werden besonders in jungen Jahren vom Organismus voll und ganz kompensiert. Sie produzieren dadurch nur selten Symptome. Man muß es nur herausfinden und die entsprechende Therapie einleiten.

Fallbeispiel: Nebennierenschwäche

Z. J., weiblich, 41 Jahre

Die Patientin leidet seit vielen Jahren an migräneartigen Kopfschmerzen. Anfangs traten sie immer gleichzeitig mit der Periode auf, auch an Wochenenden. Seit der Geburt ihres Sohnes vor 21 Jahren sind sie stärker geworden. Der behandelnde praktische Arzt verschreibt ihr seither aufgrund einer Blutuntersuchung regelmäßig Eisenpräparate. Diese halfen jedoch nur vorübergehend.

Vor einem Jahr hat die Patientin die Pille abgesetzt. Ihre Frauenärztin setzte ihr statt dessen eine Kupferspirale ein. Seither sind die Kopfschmerzen ein Dauerproblem. Die Patientin beschreibt den Kopfschmerz als »Druck im Kopf, besonders an der linken Schläfe und über den Augen«. Sie wacht mit den Schmerzen auf und behält sie den ganzen Tag über.

Sie hatte vorübergehend Haarausfall. Die befragte Frauenärztin beruhigte sie. Mit den Hormonen sei alles in Ordnung.

Die Patientin fühlt sich ihren täglichen Aufgaben nicht mehr gewachsen. Sie fühlt sich »kaputt«, kann sich kaum noch richtig erholen. Oft ist ihr übel, besonders während der Migräne, manchmal richtig schlecht, jedoch ohne Erbrechen.

Ihre weiteren während der Befragung geschilderten mannigfaltigen Beschwerden sollen hier aus Platzgründen nicht im Detail aufgeführt werden.

Die bioenergetische Testung ergab nun, dass beidseitig die Nerven-, Stoffwechsel-, Allergie-, Blasen-, Bindegewebe- und Gallenblasenmeridiane blokkiert waren. Die Leber-, Gelenk-, Fettgewebe- und Nierenmeridiane zeigten Regulationsschwächen.

Die höchsten bioenergetischen Werte hatten der Milz- und der Pankreasmeridian, ferner Lymphe und Lunge; die niedrigsten energetischen Werte der Herz-, der Gallenblasen-, Gelenke-, Nieren- und Blasenmeridian.

Entsprechend diesen Testergebnissen war das Element »Wasser« energetisch dekompensiert; es wirkte energetisch negativ auf alle vier Elemente. Das bedeutet, dass im Element »Wasser« eine starke Störung saß, die den ganzen Organismus negativ beeinflußte und der Hauptverursacher der Erkrankungen der Patientin war. Als hauptsächlich gestörter Meridian wurde der Blasenmeridian ermittelt.

Wodurch war diese Störung entstanden? Ausführliche Testungen möglicher Belastungsfaktoren ergaben, dass alles von störenden Weisheitszähnen ausging. Diese verursachten eine Nebennierenschwäche, die über energetische Bahnen auf den Blasenmeridian wirkte.

Die Diagnose lautete also, dass sämtliche krankhaften Kettenreaktionen dieser Patientin vorwiegend von den Weisheitszähnen ausgingen. Diese Belastungen führten vor dem Hintergrund einer erbtoxischen Belastung (Syphilis bei Vorfahren) und einer belastenden Impfung in den ersten Lebenstagen (BCG) dazu, dass sich seit der Pubertät eine volle Nebennierenrindenschwäche mit Bindegewebsschwäche und Senkniere ausgebildet hatten. Die Fehlregulationen des Organismus wurden durch Schwermetallbelastungen mit Amalgam (Zähne) und Kupfer (Spirale) sowie durch die Überlagerung körpereigener Schwingungen mit galvanischen Strömen zwischen Amalgam und Kupferspirale verstärkt. Dazu kamen noch Formaldehyd- und Dioxinvergiftungen. Aus diesen Gesamtbelastungen resultierten dann die allergischen Fehlreaktionen »gegen alles und jedes«.

Bei der Therapie einer derart umfassenden Belastung müssen zunächst alle den Körper akut reizenden Störfaktoren entfernt oder abgebaut werden. Dies ist in erster Linie die Kupferspirale. Parallel müssen mit einer konsequent durchgeführten Rotationsernährung die Allergene gemieden werden. Zusätzlich ist eine Sanierung des Darms notwendig. Danach muß eine intensive Entgiftungstherapie durchgeführt werden. Wenn nun die Entgiftungs- und Ausscheidungsorgane genügend stabilisiert sind, können das Zahnamalgam ausgebohrt oder die Umweltgifte ausgeleitet werden, je nach Stabilitätslage der Patientin. Am Schluß müssen dann die Erbgifte therapiert werden.

Mit diesen umfassenden ganzheitlichen Maßnahmen werden den quälenden Kopfschmerzen und vielen anderen Beschwerden die Grundlage entzogen.

Ganzkörperliche Störungen durch die Kupferspirale

Es ist bekannt, dass sich die Einnahme von Antikonzeptiva (der »Pille«) auf den Hormonhaushalt auswirkt und auch auf die Darmfehlbesiedlung (die »Pille« ist ein Entstehungsfaktor von Darmpilz). Deswegen weichen viele Frauen auf die »Spirale« aus. Damit kommen sie jedoch vom Regen in die Traufe, denn anstelle einer Störung des Hormonsystems handeln sie sich mit der Spirale nun latente oder subakute Entzündungen der Uterusschleimhaut und unter Umständen sogar noch einen galvanischen Dauerstrom quer durch den Körper ein, wenn sie zudem noch Amalgamträgerinnen sind.

Der erstgenannte Schaden ergibt sich aus dem, was die Spirale bewirken soll, nämlich eine Barriere gegen eindringende Spermien durch den Schleimfluß, der durch die Spirale als Fremdkörper im Uterus hervorgerufen wird. Der zweitgenannte Schaden ergibt sich aus der Tatsache, dass Amalgam im Mund und Kupfer im Uterus einen galvanischen Strom »von oben bis unten« aufbauen. Dieser führt zu einer elektromagnetischen Überlagerung der Feinregulation der körpereigenen Selbstregulation und ist Mitverursacher von Fehlregulationen wie beispielsweise allergischen Reaktionen.

Die Chakren

Auch die Inder haben sich schon vor Jahrtausenden mit energetischer Medizin beschäftigt. Sie begründeten die »Lehre vom Leben«, Ayurveda. Ebenso wie die Akupunktur beginnt nun auch die ayurvedische Medizin im Westen Fuß zu fassen. Im Gegensatz zur westlichen konventionellen Medizin ist die ayurvedische Medizin ein Lehrgebäude, das das ganze Leben umfaßt, in dem der Mensch ein Teil des Ganzen ist. Gesundheit und Krankheit sind Ausdruck der Lebensführung des Menschen.

In der bioenergetischen Ganzheitsmedizin sind die 7 Hauptchakren am meisten bekannt. Die Chakren sind Energiezentren des Menschen, durch sie strömt Energie ein und wird durch Energiebahnen, hier Nadis genannt, auf den Körper verteilt. Auf der körperlichen Ebene repräsentieren die Chakren die zugeordneten Drüsen. Man sagt, sie seien die energetische Basis dieser Drüsen. Bei der Betrachtung der den Chakren zugeordneten Erkrankungen kann man feststellen, dass diese häufig in der Gegend der Chakren manifestieren bzw. in einem von den entsprechenden Drüsen versorgten Bereich lokalisiert sind.

Weniger bekannt ist, dass die Chakren auch bestimmte Bewußtseinsstufen des Menschen repräsentieren. Von unten (Basischakra) nach oben (Scheitelchakra) repräsentieren die Chakren die geistige Entwicklung eines Menschen. Die Entwicklung geht stufenweise, wobei alle entwickelten Chakren miteinander in Harmonie sein sollen.

Eine Diagnose der energetischen Potentiale der Chakren ist durch Kinesiologie, EAP und andere bioenergetische Verfahren möglich. Als Ursachen von Störungen kommen alle bekannten Störfaktoren in Frage, insbesondere psychischer Streß. Therapeutisch kann durch spezifische Schwingungen bzw. Schwingungsampullen sowie durch Farben und Edelsteine auf die Energiepotentiale der Chakren Einfluß genommen werden. Eine Unterstützung durch andere naturheilkundliche Verfahren ist möglich.

Die vernetzte Testtechnik

Die vernetzte Testtechnik ist ein zentrales Element der bioenergetischen Diagnose nach dem Konzept des Therapeutischen Hauses. Mit ihr kommt eine ganz neue Dimension in die bioenergetischen Testungen. Mit ihr ist es erstmals möglich, ein Element, einen Meridian oder ein Chakra sowie konkrete pathologische Belastungen zu testen und gezielt auf überdrehte oder blockierte Reaktionen einzuwirken sowie psychische Blockaden für Test und Therapie aufzuheben.

Das Wissen über diese Testmethode ist zwar in erster Linie für Diagnostiker und Therapeuten wichtig, aber auch Patienten sollten etwas darüber wissen, weil die vernetzte Testtechnik für sie eine größere Diagnose- und Therapiesicherheit bedeutet. Denn letzten Endes bleibt es ja dem Patienten überlassen, welchen Therapeuten er auswählt. Zudem kann er die Verantwortung für seine Gesundheit besser übernehmen, wenn er weiß, worum es geht.

Mit der vernetzten Testtechnik kann eine Diagnose viel genauer als üblich gestellt werden. Folglich kann auch eine Therapie viel gezielter geplant werden. Das bedeutet auch, dass Patienten im allgemeinen weniger Medikamente einnehmen müssen, was sowohl ihren Körper als auch ihre Geldbörse entlastet.

Wie funktioniert die vernetzte Testtechnik?

Zuvor konnten Sie lesen, dass bereits mit den bioenergetischen Testverfahren Belastungen und Medikamente ausgetestet werden können.

1. Man kann die voraussichtliche Wirkung von Substanzen (z. B. Medikamenten) auf einen lebenden Organismus testen, ohne dass man die Substanz in den Körper einbringt, indem man den Körper den elektromagnetischen Schwingungen der Substanz aussetzt und die Wirkung dieser Schwingungen auf den Organismus testet.
2. Das Schwingungsspektrum einer Substanz (z. B. eines Medikaments) wirkt auf das Schwingungsspektrum des Patienten ein. Wenn es mit der spezifischen Schwingung des Patienten in Resonanz geht, wird der Patient darauf reagieren. Das Problem war allerdings, dass man auf diese Weise nicht herausfinden kann, welche dieser Belastungen die gravierendsten sind, und mit welchen Belastungen der Körper zwar in Resonanz geht, wobei aber diese Belastungen nur Mitbelastungen sind, die nicht unbedingt therapiebedürftig sind.

Wie zuvor aber erläutert, ist das Herausfinden der wirklichen Ursachen einer Kausalkette für die therapeutische Vorgehensweise von entscheidender Bedeutung.

Diese Lücke konnte Heilpraktiker Martin Keymer mit der Entwicklung der vernetzten Testtechnik für die Therapeuten schließen, indem er in den Tests den Faktor Zeit eingebaut hat.

Wenn beispielsweise ein Patient durch eine Streptokokkeninfektion Schwingungen von Streptokokken im Organismus abgespeichert hat, hat er einen Resonanzboden auf Streptokokkenschwingungen und wird auf Streptokokkenschwingungen reagieren.

Hat er keine Streptokokkenschwingungen im Organismus abgespeichert, hat er auch keinen Resonanzboden für Streptokokkenschwingungen und wird auf Streptokokkenschwingungen nicht mit Resonanz reagieren. Wenn wir nun die Streptokokkenschwingung dem Körper in einer extrem kurzen Zeit anbieten, wird er auf diese Schwingung nur dann reagieren und darauf in Resonanz gehen, wenn diese Streptokokkenschwingung für ihn eine sehr belastende Situation darstellt. Dieses kann dann mit den bioenergetischen Testverfahren getestet werden.

Mit der vernetzten Testtechnik kann der therapeutische Einsatz von Medikamenten und invertierten Schwingungen von Allergenen, Pestiziden usw. hinsichtlich ihrer Wirkung auf den Menschen überprüft werden: Reduzieren die Medikamente die pathologischen Schwingungen des Organismus durch Resonanz oder tun sie das nicht? Wird also der Meßwert besser, bleibt er so ungünstig wie vor der Testung oder verschlechtert er sich?

Wenn eine Testsubstanz genau mit dem Körper in Resonanz geht, reagiert der Körper sofort darauf.

Diese Tatsache wurde von Prof. Dr. Cyril W. Smith von der Salford University in England herausgefunden und von Martin Keymer aufgegriffen, verfeinert und in die Praxis umgesetzt. Inzwischen können Tausende von Therapeuten weltweit die Richtigkeit der nachfolgenden Aussagen bestätigen, die einer wissenschaftlichen Sensation gleichkommen, denn nun kann man genau prüfen, wie eine Substanz auf den Menschen wirkt. In den Experimenten zeigten sich folgende Abstufungen von Reaktionen:

1. Es ist keine entsprechende Schwingung im Organismus vorhanden: Der Organismus des Patienten geht nicht in Resonanz mit der Schwingung der Testsubstanz: Er reagiert im Test nicht oder ablehnend.
2. Die im Körper abgespeicherten Schwingungen sind nur gering: Der Organismus des Patienten geht minimal in Resonanz mit der Schwingung der Testsubstanz: Er reagiert im Test nur nach langer Einwirkzeit der Testsubstanz.
   Als Beispiele können hier die heute bei fast jedem Menschen vorhandenen unterschwelligen Belastungen durch Pestizide, Schwermetalle und Formaldehyd genannt werden. Trotzdem sind diese Dinge häufig nicht ursächlich am Krankheitsgeschehen beteiligt, sondern nur Mitbelastungen, die der Körper im Grunde genommen toleriert.
3. Die im Körper abgespeicherten Schwingungen sind von mittelgradiger Stärke: Der Organismus des Patienten geht mittelgradig in Resonanz mit der Schwingung der Testsubstanz: Er reagiert im Test erst nach einer mittleren Einwirkzeit der Testsubstanz.
   Beispiele: mittelgradige Amalgam-Belastungen, mittelgradige geopathische Belastungen.

Diese Substanzen sind zwar an der Entwicklung des pathologischen Geschehens beteiligt, nehmen aber keine Schlüsselposition ein.

4. Die im Körper abgespeicherten Schwingungen sind von zentraler Bedeutung für das Regulationsgeschehen des Organismus: Der Organismus des Patienten geht stark in Resonanz mit der Schwingung der Testsubstanz: Er reagiert also im Test sofort und eindeutig.
   Beispiele: zentrale Allergene, hohe Toxinkonzentrationen.
   Dies sind die wichtigsten Substanzen einer therapeutischen Anwendung. Sie sind die Schlüssel zum Krankheitsgeschehen.

Das Entscheidende an dieser Gesetzmäßigkeit ist, dass der Patient den Testschwingungen nur Millisekunden lang ausgesetzt werden darf. In dieser Zeit reagiert er darauf, wenn die Schwingungen sofort mit ihm in Resonanz gehen; oder er reagiert nicht darauf, wenn sie nicht in Resonanz gehen können. Der Testimpuls baut in dieser Millisekunde die pathologischen Schwingungen im Organismus ab, und der Therapeut testet den Erfolg dieses Impulses.

Das ist das Grundlegende und Besondere an der vernetzten Testtechnik: Der Therapeut testet die Reaktion des Patienten auf einen therapeutischen Impuls. Testung und Therapie sind vernetzt.

Schwierig? Es bedeutet, um den Vorteil klar hervorzuheben, dass beim Testen bereits therapiert wird.

Der Grund für die blitzschnelle Reaktion des kranken Organs ist der Drang des Organismus nach Harmonie: Harmonische Schwingungen werden vom Organismus sofort angenommen, disharmonische erst nach einer längeren Einwirkzeit. Dieses Lebensprinzip ist ein wesentlicher Faktor bei der Erhaltung unserer psychischen und körperlichen Gesundheit.

Wichtig ist, dass die Einwirkzeit der Testsubstanzen sehr kurz ist (z.B. durch einen Bandpaßdurchlauf über den ganzen Frequenzbereich von nur 3 Sekunden). Da die Einwirkzeit der Schwingungen auf den Patienten dadurch extrem kurz ist , ist die Einwirkzeit für schädigende Impulse zu kurz. Harmonisierende Impulse bringen sofort eine positive Wirkung hervor, sprich eine Normalisierung des Meßwertes. Beim kinesiologischen Muskeltest ist mit einem »starken« Muskel zu rechnen, beim Tensor-Test mit einer »verbindenden« Bewegung des Tensors.

Da mit der vernetzten Testtechnik die belastenden Faktoren der Reihenfolge ihrer Belastung nach abgebaut werden können, ist eine solche Diagnose und Therapie nicht eine willkürliche Unterdrückung von Symptomen, die mit ursächlicher Behandlung nichts zu tun hat, geschweige denn mit einer ganzheitlichen Behandlung.

Dass dies seine Zeit braucht, ist klar, denn der Heilungserfolg richtet sich auch bei den besten Therapeuten nach den Heilungsmöglichkeiten der Natur, nämlich nach der Reaktions- und Regulationsfähigkeit des Patienten

Wie bei der Darstellung der 5-Elemente-Lehre beschrieben, werden jeweils vier Meridiane zu einem Element zusammengefaßt oder umgekehrt: Zu jedem Element gehören vier Meridiane.

Als erstes wird nun getestet, ob die Störungen, die den Körper als Krankheit ergriffen haben, so stark sind, dass sie ein oder mehrere Elemente in ihrer Gesamtheit ergriffen haben oder nur einzelne Meridiane. Wenn nur einzelne Meridiane betroffen sind, dann ist das der günstigere Fall.

Wir wollen hier nicht noch detaillierter auf diese Testungen und Auswertungen eingehen, aber wichtig für Sie ist, dass man durch diese Testungen feststellen kann, welche Meridiane und Organe bei der Erkrankung besonders betroffen sind.

Die nächste Frage ist dann natürlich: Wodurch wurde die Störung bzw. Krankheit überhaupt bewirkt, d. h., welche Störfaktoren haben sie verursacht oder ausgelöst?

Dies ist eine Kernfrage, denn diese Störfaktoren müssen unbedingt therapiert werden. Schließlich ist es entscheidend, ob eine Erkrankung durch ein Virus, ein Schwermetall, eine Darmfehlbesiedelung oder durch elektromagnetische Felder verursacht bzw. ausgelöst wurde. In der Regel handelt es sich dabei heutzutage um eine Kombination mehrerer Störfaktoren (= multiple Belastung).

Sie haben gelesen, dass hohe Meßwerte auf eine hohe Energie im Meridian hindeuten und niedrige Meßwerte auf eine niedrige Energie.

Eine hohe Energie im Meridian bedeutet, dass der Patient eine Krankheit hat, bei der er viel Energie zu ihrer Bewältigung aufbringen muß und auch kann. Eine Erhöhung der Energie nach einem Reiz bedeutet eine Kompensation des Reizes, also eine gute Vitalität.

Wenig Energie im Meridian bedeutet, dass das Energiereservoir schon so erschöpft ist, dass der Patient nicht mehr viel Energie zur Bewältigung der Erkrankung aufbringen kann. Dies ist der Beginn der Chronifizierung.

Die hohen oder niedrigen Werte können sich langfristig eingependelt haben und ziemlich konstant sein, sie können aber auch situativ entstanden sein. So kann beispielsweise ein mit Pestiziden belasteter Salat kurzfristig zu einer Wertabweichung auf bestimmten Meridianen, z. B. Magen- oder Dünndarmmeridian, führen, da sich der Organismus akut mit den Pestiziden auseinandersetzt.

Hohe (hypererge) Werte treten auch bei starker allergischer Reaktionsbereitschaft, bei starken Amalgamvergiftungen, starken geopathischen und elektromagnetischen Belastungen und bei starkem psychischem Streß auf, aber ebenso bei hohen Toxineinlagerungen im Bindegewebe und Fettgewebe. *Niedrige Werte* finden wir beispielsweise bei zunehmender Stoffwechselschwäche und degenerativen Gelenkerkrankungen, aber auch bei Toxineinlagerungen im Bindegewebe und Fettgewebe aufgrund einer Degenerationstendenz dieser Gewebe.

In der ganzheitlichen bioenergetischen Medizin geht es immer um die Regulationsfähigkeit. Deswegen gehören die Auskünfte über den Stand der körpereigenen Regulation, die mit der 5-Elemente-Lehre gegeben werden, zu den wichtigsten Testergebnissen. Es ist ein entscheidender Unterschied, ob die abgelesenen Meßwerte signalisieren, dass der Körper einem Reiz eine gute Regulationsfähigkeit entgegensetzen kann oder nicht (= Regulationsschwäche), oder ob er den Reiz gar nicht annimmt (= Regulationsblockade).

Testmöglichkeiten in der vernetzten Testtechnik

In der bioenergetischen Diagnose mit der vernetzten Testtechnik wird – wie beschrieben – die Wirkung von Schwingungen auf Patienten getestet. Dies wird mit Testampullen, die von Martin Keymer speziell für die vernetzte Testtechnik entwickelt wurden, durchgeführt. Sie werden in speziellen Testkästen zusammengefaßt, die thematisch geordnet sind und eine umfangreiche Diagnostik ermöglichen. Der Aufbau der Testsätze ist natürlich primär für Therapeuten interessant. Zu den Bereichen, die von den Testsätzen abgedeckt werden, gibt es aber einige neue Erkenntnisse, die für Patienten und Laien wichtig sind.

Im allgemeinen muß man davon ausgehen, dass heutzutage alle Menschen – besonders in den industrialisierten und medizinisch gut versorgten Ländern – stark belastet sind. Jeder hat mit der Atemluft, mit Nahrungsmitteln, mit Trinkwasser, Medikamenten usw. Spuren von Blei, Formaldehyd, Benzol, DDT, Lindan, Quecksilber, Cadmium, Bakterientoxinen usw. aufgenommen und ist davon in gewissem Maße belastet. Dadurch kommen leicht 20–30 Grundbelastungen zusammen.

Dabei zählt der einzelne Belastungsfaktor wenig, auch nicht so sehr, welcher es ist, sondern mehr die Summierung und besonders die Wechselwirkungen dieser Belastungsfaktoren.

Aber auch eine größere Aufnahme von Giften (Toxinen) bedeutet noch nicht zwangsläufig, dass der Betroffene erkrankt. Ausschlaggebend für seine Gesundheit bzw. Krankheit sind – wie wir das immer wieder betonen – seine momentane Reaktions-, Regulations- und Kompensationsfähigkeit. Erst wenn er seine Belastungen nicht mehr ausregulieren oder kompensieren kann, tritt Krankheit ein.

Die Frage ist also immer: Kann er seine Belastungen verkraften oder nicht?

Aus Platzgründen werden wir im folgenden nicht alle Testsätze beschreiben können, sondern nur diejenigen, die wesentliche Fortschritte in der medizinischen Diagnose und Therapie darstellen.

Testampullen »Nahrungsmittel«

Eine bahnbrechende Neuerung in der Allergiediagnose und -therapie soll besonders hervorgehoben werden. Bekanntlich besteht eine Möglichkeit, mit Allergien umzugehen, darin, sie zu meiden, wie das beispielsweise bei der Therapie von Nahrungsmittelallergien in der klinischen Ökologie empfohlen wird. In manchen Fällen reagieren Menschen schon auf kleinste Mengen eines Nahrungsmittels allergisch, in anderen jedoch nur auf Nahrungsmittel, die häufig konsumiert werden. Dies sind die sogenannten *latenten Unverträglichkeiten.* Andererseits gibt es natürlich auch Nahrungsmittel, die für die Gesundheit des Patienten sogar ausgesprochen förderlich sind.

Diese unterschiedlichen Reaktionen können jetzt getestet werden! Mit den neuen Nahrungsmittel-Testsätzen, die speziell für die vernetzte Testtechnik entwickelt wurden, kann man Patienten eine große Hilfe bei der Erstellung eines gesundheitsfördernden Speiseplans geben!

Fallbeispiel: Nahrungsmittelallergie Weizen

H. I., weiblich, 44 Jahre
Die Patientin leidet sehr darunter, dass seit ihrem 18. Lebensjahr jeweils eine Woche vor den Regelblutungen Schmierblutungen mit starken Schmerzen auftreten. Weil die Regelblutungen zudem immer 8 Tage länger dauern als normal, tritt jedes Mal ein hoher Blutverlust auf. Dadurch fühlt sie sich seit vielen Jahren sehr schlapp, müde und niedergeschlagen: Sie hat zu nichts Lust. Die Untersuchung beim Frauenarzt erbrachte nur ein kleines Myom (gutartiges Muskelgeschwulst) der Gebärmutter, sonst nichts. Auch eine fünfjährige Psychotherapie half nichts. Die meisten Energiemeridiane wiesen beidseitige Regulationsschwächen auf. Energieblockaden lagen auch beidseitig bei den Meridianen der Lymphe vor.

Die Testungen mit der vernetzten Testtechnik ergaben eine eindeutige Nahrungsmittelallergie auf Weizen. Diese ging einher mit einer schweren Dysbakterie, Pilzbefall und alkoholischer Gärung des Speisebreis im Dickdarm. Die Pilztoxine und die Fuselalkohole wirkten voll auf Leber und Galle und lösten im Organismus ein mit der bioenergetischen Diagnose nach der 5-Elemente-Lehre gut nachvollziehbares Feuerwerk von energetischen Kettenreaktionen aus.

Die Gesamtbelastungen führten zu den Menstruationsstörungen und der zunehmenden körperlichen und auch seelischen Erschöpfung. Diese würde sich bei fehlender Therapie im Klimakterium noch weiter verstärken, zumal auch die gestörten, fokal belastenden Weisheitszähne die hormonelle Dysregulation verstärken.

Wie Sie sich vorstellen können, kann auch hier nur eine ganzheitliche Therapie eine Umkehr bewirken. Deswegen muß nach einer Stabilisierungsphase im Sinne der Basis des Therapeutischen Hauses (gesunde Ernährung, viel trinken, richtige Hautpflege, gut schlafen und belastungsfrei wohnen, viel Bewegung, harmonische psychische und belastungsfreie soziale Situation) zunächst der Darm mit seiner Gesamtbelastung (Allergene, Mykose, Gärung) behandelt werden. Parallel müssen die allergischen Belastungen inklusive der allergischen Veranlagung behandelt werden. Dann muß die energetische Gesamtsituation entsprechend den Erkenntnissen der 5-Elemente-Lehre ins Gleichgewicht gebracht werden. Schließlich wird der Körper entgiftet, und eine umfangreiche Stoffwechseltherapie erfolgt. Eine Zahnsanierung – besonders der Weisheitszähne – vor Erreichen des Klimakteriums ist unumgänglich. Wegen der starken Hormonstörungen – deren Ausdruck die Menstruationsstörungen sind – ist eine Begleittherapie bis weit ins Klimakterium sinnvoll.

Die ganzheitlich-kausale Therapie umfaßt also nicht nur eine Diagnose und Therapie aller relevanten Belastungsfaktoren, sondern sie hat auch einen zeitlichen Aspekt. Dies konnten Sie daran erkennen, dass die Therapien zeitlich sinnvoll gestaffelt sein müssen, und dass die Therapie manchmal bis in bestimmte Lebensabschnitte hinein erfolgen muß, hier bis ins Klimakterium. Die konsequente Therapie dieser Patientin gaben ihr ihre volle Gesundheit zurück. Sie fühlte sich wohler als in ihrem ganzen Leben.

Testampullen »Umwelttoxine, Pestizide, Schwermetalle«

Dass sogenannte Umweltgifte nicht nur die Umwelt schädigen, sondern auch den Menschen, dürfte heute nur noch von hartgesottenen Interessenvertretern abgestritten werden. Statt dessen stellen diese Giftstoffe inzwischen eine der stärksten Ursachen von Regulationsstörungen dar.

Deswegen ist es unabdingbar, in einer Erstuntersuchung den Einfluß von Umwelttoxinen (inklusive Pestiziden und Schwermetallen) zu überprüfen, zumindest derjenigen, die sich aus der Anamnese ergeben. Dabei geht es natürlich nicht nur um die generellen Belastungen, denen wir ja alle ausgesetzt sind, sondern auch um diejenigen Umweltgifte, die für den Patienten eine spezifische Belastung darstellen, z. B. Berufs- und Arbeitsplatzgifte.

Für den Test mit der vernetzten Testtechnik stehen Testampullen zu Holzschutzmitteln, Farbtoxinen, Lösungsmitteln, Pestiziden, Schwermetallen usw. zur Verfügung. Mit den Testampullen kann auch das spezielle Problem der Amalgambelastung befriedigend geklärt werden.

Fallbeispiel: Umweltvergiftung

C. E., männlich, 38 Jahre
Der Patient hat schon seit elf Jahren wenige Stunden nach Betreten seiner Wohnung ein pelziges Gefühl auf der Zunge, Brustbeklemmungen und trockenen Husten. Mit den Jahren nahm die Symptomanfälligkeit zu und auch die Anzahl der konsultierten Therapeuten. Zwar kam mal der Verdacht

auf, dass die Erscheinungen mit seinem neu eingerichteten Zimmer zu tun haben könnten (neuer Teppichboden, neue Holzmöbel), aber niemand konnte etwas mit diesem Verdacht anfangen.

Vor etwa fünf Jahren wurden die Symptome so stark, dass der Patient sich kaum noch in seiner Wohnung aufhalten konnte. Zur Zeit der bioenergetischen Testung: Hautprobleme, Kribbeln der Haut, Gesicht immer gerötet, Sensibilität auch gegenüber Drucksachen (z. B. Zeitungen), gegenüber Abgasen, Elektrosensibiliät, Brustschmerzen, kann sich kaum noch in geschlossenen Räumen aufhalten, kann kaum noch schlafen, wandert nachts von Schlafplatz zu Schlafplatz, Konzentrationsstörungen bis Absenzen, Dysbiose, Candidiasis. Vor drei Jahren Amalgamentfernung. Er ißt nur noch Trennkost, kaum noch Fleisch. Die bioenergetische Messung der Akupunkturmeridiane ergab, dass der Lymphmeridian, der Lungenmeridian, der Dickdarmmeridian, der Nervenmeridian, der Herzmeridian, der Gelenkmeridian, das Bindegewebe und die Haut energetisch blockiert waren. Vier weitere Meridiane wiesen Regulationsschwächen auf.

Die Vorfahren gaben dem Patienten schwerwiegende erbtoxische Belastungen mit auf den Weg: Erbgifte von Tuberkulose und Geschlechtskrankheiten. In der Jugend gesellten sich ein rückvergiftend behandelter Scharlach und ein Tonsillarabszeß mit Streptokokken (Bakterien) hinzu. Auch ein Keuchhusten hinterließ seine Spuren im Regulationssystem, nicht weniger ein noch streuender Ohrherd. Mehrere Zahnherde, chronische Kieferknochenentzündungen und Weisheitszähne belasten den Patienten. Schwere Metallvergiftungen und Umweltgifte, inklusive Formaldehyd und Dioxin kamen hinzu. Das alles summierte sich und führte zu einer Blockade des zentralen Nervensystems, also der zentralen Steuerung des Organismus, ferner zu einer Blockade des Bindegewebes, das ja das grundlegende Regulationssystem des Körpers ist, und zu den vielen weiteren Blockaden und Schwächen. Kein Wunder, dass der Patient mit sich und der Welt nicht mehr klarkam.

Die Therapie dieses Patienten muß sehr langfristig angelegt sein und vorsichtig Schritt für Schritt vorgehen, sonst kann der Patient aus seiner Belastungssituation nicht mehr herauskommen. Zuerst muß er in seiner körperlichen und seelischen Verfassung so weit wie möglich stabilisiert werden. Dann muß der Darm saniert werden – die leberbelastenden Gärungsstoffe müssen durch einen gesunden Darm und eine gesunde Ernährung unterbunden werden. Der Körper muß entgiftet werden.

Erst auf der Basis dieser Stabilität kann eine Sanierung des Gebisses mit seinen vielen Metallen sowie eine Metallausleitung durchgeführt werden. Und schließlich kann der Rest der vielen Belastungen Schritt für Schritt austherapiert werden. Ein langer Weg. Aber ohne ihn zu gehen, kommt der Patient nicht ans Ziel: zur wiedergewonnenen Gesundheit.

Testampullen »Pharmatoxine«

Pharmaka, Arzneimittel also, werden üblicherweise wegen ihrer biochemischen Wirkungen verordnet. Aber neben ihrem materiellen Aspekt haben Substanzen – wie bereits beschrieben – auch einen energetischen und einen informationellen Aspekt. Das bedeutet, dass Pharmaka nicht nur materiell, sondern auch energetisch und informationell wirksam sind, beispielsweise indem ihre Schwingungen als pathologische Belastungen im Körperwasser oder in Zellen abgelagert sind und von dort aus die Regulation stören können.

Mit den Testampullen der vernetzten Testtechnik kann eine eventuell belastende Wirkung einiger Pharmaka überprüft werden.

Testampullen »Viren«

Auch Viren tragen pathogene Informationen. Diese wirken, sobald – je nach Virustyp – das Virus aktiv die Ribonukleinsäure (RNS) oder die Desoxyribnonukleinsäure (DNS) der befallenen Wirtszelle umprogrammiert und die Zelle auf seine eigenen Bedürfnisse umgepolt hat. Dazu gehört, dass das Virus den Zellstoffwechsel an sich gerissen und somit für den Gesamtorganismus wertlos gemacht hat. Wenn sich die Zelle mit dieser Fehlprogrammierung wieder und wieder teilt, wird der Körper in seiner Gesamtleistungsfähigkeit geschwächt und geschädigt.

Eine wirkungsvolle Therapie führt nun nicht nur zur Vernichtung von befallenen Zellen, sondern auch zur Inaktivierung von Viren. Das bedeutet, dass die Viren zwar noch in den Zellen sitzen, sie aber völlig inaktiv sind. Das können sie eine lange Zeit bleiben. Das Problem ist aber, dass sie bei jeder Schwächung des Organismus – seien es psychische oder körperliche Belastungen – sofort wieder aktiv werden können und den Organismus mit den für sie typischen Symptomen erkranken lassen können.

In dieser schulmedizinisch schwer zu fassenden Situation setzt nun die revolutionierende Virentherapie mit der vernetzten Testtechnik an. Mit ihr können Viren in akuten Stadien inaktiviert werden und stellen dadurch für den Patienten vorübergehend keine Belastung mehr dar. Bei besserer Gesamtsituation des Patienten werden sie »hervorgelockt« (aktiviert), damit sie dann austherapiert werden können.

Es muß jedoch betont werden, dass die Virustherapie in dieser Form nur mit den speziellen Testampullen für die vernetzte Testtechnik durchgeführt werden kann. Dies gilt besonders für die Viren-Inaktivierung durch die Interferon-Ampulle und die Viren-Provokation mit Virusschwingungen. Vielleicht wird mit diesen Ampullen ein neues Kapitel der Virustherapie eingeleitet.

Testampullen »Mykosen«

Parallel zu den Allergien nehmen auch die Mykosen zu, allen voran der Darmpilz Candida albicans. Da inzwischen über ein Drittel der Bevölkerung an Pilz erkrankt ist und dieser im Extrem lebensgefährliche Erkrankungen verursachen kann, ist eine schnelle und zuverlässige Diagnose gefragt. Diese ist mit der vernetzten Testtechnik und ihren speziellen Testampullen möglich. Der quantitative Befall und Verlauf der Pilzerkrankung kann durch Stuhlproben und Abstriche von Schleimhäuten und Haut verfolgt werden.

Die Therapie von Mykosen ist recht schwierig, besonders weil Pilzerkrankungen bis vor kurzem noch sehr unterbewertet wurden und noch nicht allzu viele therapeutische Erfahrungen vorliegen. Auch hier hat das Therapeutische Haus ein komplettes Therapieprogramm anzubieten, mit dem in sehr vielen Fällen ein stufenweiser Abbau von Mykosen möglich ist. Ein wesentlicher Bestandteil ist dabei die Inaktivierung der Pilzenzyme mit invertierten Pilzschwingungen mit der Bioresonanz-Technologie. Damit kann der Teufelskreis »Zerstörung der Antikörper durch Pilzenzyme – Pilzwachstum aufgrund gestörter Abwehr« unterbrochen werden.

Testampullen »Parasiten«

Ein noch weitgehend unbeachtetes Thema sind die Parasiten. Wissenschaftliche Untersuchungen beweisen, dass Parasiten längst kein Thema unterentwickelter oder fernöstlicher Länder mehr sind, sondern auch in westlichen

Ländern in ungeahntem Ausmaße anzutreffen sind. Gründe hierfür sind unter anderem die beliebten Fernreisen und der unbeschränkte Warenaustausch mit fernen Ländern.

Parasiten werden häufig von sog. Zwischenwirten auf den Menschen übertragen. Sie treten in vielerlei Entwicklungsstadien auf. Im Menschen können sie primär den Darm, aber auch alle anderen Organe befallen. Am bekanntesten sind hier Leberegel wie Fasciolopsis buskii.

Parasiten können die hartnäckige Grundlage vieler Erkrankungen sein, besonders natürlich chronischer, inklusive Krebs. Durch direkte Einwirkungen und durch ihre Stoffwechselprodukte können sie großen Schaden anrichten. Interessanterweise sind sie oft mit psychischen Problemen vergesellschaftet, und man kann den Eindruck haben, dass Parasiten vom Körper geradezu geduldet werden, um Schwermetalle und andere Toxine zu neutralisieren. Parasiten sind auch oft Wirte von Bakterien und Viren. Deshalb ist die Parasiten-Suche ein Pflichtthema der bioenergetischen Diagnostik, ihre Behandlung oft Voraussetzung einer erfolgreichen Therapie.

Testampullen »Erbtoxine«

Erbtoxine sind Gifte, Krankheitszustände und Krankheitsinformationen, die in das Erbgut eingegangen sind, und die dadurch von Generation zu Generation auf die Nachkommen übertragen werden. In der Befragung des Patienten können sie manchmal bis in das zweite oder dritte Glied der Familienanamnese zurückverfolgt werden.

Erbtoxine sind Belastungen, die sich bei ihren »Erben« immer dort manifestieren, wo sie auch normalerweise bei der Erkrankung auftreten: bei der Tuberkulose an den Schleimhäuten der Lunge, im Unterleib und an der Haut, bei der Syphilis und der Gonorrhö an Haut, Nervensystem und Unterleib.

Gerade die Syphilis-Erbtoxine bzw. Syphilis-Erbinformationen schaffen überzogene Reaktionen des Ektoderms, also von Haut und Nervensystem. Syphilis ist denn auch ein klassischer Hintergrund für Neurodermitis, was schon vom Namen her verständlich ist: Diese Erkrankung betrifft als Entzündung (-itis) das Nervensystem (Neuro-) und die Haut (derm-). Aber auch die Gonorrhö – eine weitere Geschlechtskrankheit – kann Symptome vererben, die sich u. a. in Hauterkrankungen äußern können.

An der Universität Heidelberg konnte erstmals wissenschaftlich nachgewiesen werden, dass sich Adenoviren in das Erbmaterial einbauen können, wie Viren das ja auch allgemein zu ihrer Fortpflanzung in der lebenden Zelle tun. Aber in diesem Fall vermehren sie sich nicht durch infizierte Zellen im Körper des »Wirts« Mensch, sondern sie gehen mit den Chromosomen (dem Erbmaterial) auf die nächste Generation über.

Die häufigste erbtoxische Belastung dürfte wohl die tuberkulinische Erbbelastung sein. Wie unsere Praxiserfahrungen zeigten, haben etwa 60 % der Frauen und etwa 40 % der Männer eine therapiebedürftige Tuberkulinumbelastung. Neben der materiellen Übertragung der Erbtoxine gibt es eine informationelle Übertragung von Erbtoxinen.

Der genaue Sitz von Erbtoxinen in Samen und/oder Eizelle ist in fast allen Fällen unbekannt. Die Übertragung der Erbtoxine erfolgt vom Vater nur über den Samen, von der Mutter (neben der Übertragung durch das Ei) auch über die Muttermilch.

Erbbelastungen können sich über Generationen hinweg abschwächen oder in ihren Manifestationen Generationen überspringen, sie können sich aber auch mit anderen Erbtoxinen summieren, wechselseitig aufeinander einwirken und sich dadurch gegenseitig verstärken.

Nicht jeder Träger von Erbtoxinen bildet seine Krankheit aus. In vielen Fällen schlummern die Erbtoxine jahrzehntelang unterschwellig, bis sie durch andere starke Belastungen des Organismus aktiviert werden. Oder sie bleiben bei guter Abwehrlage lebenslang unterschwellig und werden einfach an die nächste Generation weitergereicht. Auf jeden Fall sollte man aber bei ausgeprägten Schwachstellen des Organismus an eine erbtoxische Belastung denken. Die Testampullen der vernetzten Testtechnik ermöglichen eine Diagnose von Erbtoxinen.

Testampullen »Impftoxine«

Impfungen sind ein sehr umstrittenes Thema. Es gibt Experten, die Impfungen als Prophylaxe gegen bestimmte Infektionskrankheiten (Diphtherie, Tetanus, Keuchhusten, Polio, Haemophilus B, Masern, Mumps, Röteln) empfehlen. Es gibt aber auch Experten, die anhand statistischen Materials und eigener Erfahrungen die relative Sinnlosigkeit, ja sogar Gefährlichkeit mancher Impfungen nachweisen können. Zu ihnen gehört Dr. med. Gerhard Buchwald, ein profilierter Kenner des Impfgeschehens.

So ist beispielsweise statistisch nachgewiesen, dass unter den Personen mit ernsthaften Grippeerkrankungen mehr Geimpfte als Nichtgeimpfte sind, und das gleiche war bei Polio der Fall. Nach offiziellen Statistiken haben bei mehreren Infektionskrankheiten Geimpfte im Krankheitsfall eine höhere Todesrate als Nichtgeimpfte. Aber Impfungen sind ein Milliardengeschäft, wie so viele therapeutische Maßnahmen, deren Heilwirkungen in keinem Verhältnis zum finanziellen Aufwand stehen.

Es soll hier aber nicht um das Pro oder Kontra von Impfungen gehen, sondern um Schäden, die sie verursachen können. Energetische Diagnostiker und Bioresonanztherapeuten konnten immer wieder langanhaltende energetische Belastungen durch Impfungen feststellen und Impfungen als Verursacher von Erkrankungen dingfest machen.

Deren Folgen schlagen sich nieder an den Schleimhäuten und an der Haut, sie schädigen das Immunsystem, sie belasten das Lymphsystem, sie leisten dem Pilzbefall Vorschub, sie fördern Allergien, sie tragen zu mikrobiellen Infektionen bei, kurz und schlecht: Sie schädigen die körpereigenen Regulationsmechanismen auf der energetischen Ebene zum Teil so stark, dass ihre Nichtbeachtung therapeutische Erfolge verhindern kann.

Auf jeden Fall sollten Impfungen nur dann vorgenommen werden, wenn die immunologische Ausgangslage des Impflings es erlaubt. Das ist, wenn er zur Impfzeit nicht von anderen Infektionserkrankungen oder von entsprechenden erbtoxischen Prägungen belastet ist. Dies kann ausgetestet werden.

Fallbeispiel: Impfschaden

A. A., weiblich, 5 Jahre

Ein erstes auffälliges Merkmal der kleinen Patientin war die große Unruhe und Zappeligkeit sofort nach der Geburt.

Der Säugling wurde acht Monate lang voll gestillt, danach erfolgte die Umstellung auf industriell gefertigte Babynahrung. Als das Kind ein Jahr alt war, war der Bauch aufgebläht, und das Kind erbrach sich ständig. Der seinerzeit behandelnde Therapeut testete eine Reihe von Allergenen heraus, deren im Körper abgespeicherte Schwingungen mit der Bioresonanztherapie gelöscht wurden. Dadurch besserte sich zwar die Situation des Darms, aber wegen der im Hintergrund weiterhin bestehenden Belastungsfaktoren blieb die allergische Diathese (= die allergische Reaktionsbereitschaft) bestehen.

Dadurch traten ständig neue allergische Reaktionen auf. Ebenso blieb eine starke Infektanfälligkeit mit häufigen Mandel- und Nasennebenhöhlenentzündungen sowie Fieberanfällen. Hiergegen wurden reichlich Antibiotika gegeben.

Während der Schwangerschaft der Mutter wurden deren Zahnamalgamfüllungen herausgebohrt und erneuert. Danach kam es im siebten Schwangerschaftsmonat als Reaktion des mütterlichen Körpers auf die Amalgamvergiftung fast zu einer Fehlgeburt. Heute besteht, wahrscheinlich im Gefolge dieser unverantwortlichen therapeutischen Maßnahme, eine extreme Sensibilität des Kindes gegen elektromagnetische Felder. Das Kind »flippt« dann förmlich aus – und das ist für seine ganze Umgebung unerträglich, besonders für seine Eltern.

Die Geburt selbst war verlängert, die Mutter bekam Medikamente, u. a. Psychopharmaka.

Die bioenergetische Testung ergab, dass alle Meridiane des Kindes entweder blockiert oder geschwächt waren.

Bei der Testung mit den Testampullen bei der vernetzten Testtechnik stellte sich heraus, dass das Kind stark erbtoxisch belastet war, u. a. mit verschiedenen Arten von Tuberkulosetoxinen. Auf diese pfropfte sich eine in den ersten Lebenstagen durchgeführte BCG-Impfung auf (dies ist eine Tuberkulose-Schutzimpfung), die unmittelbar zu einer allergischen Veranlagung auf Kuhmilch und Weizen führte. Diese beiden Grundallergien weiteten sich im Laufe weniger Jahre zu einer generellen allergischen Belastung aus.

Die Dreifachimpfung gegen Diphtherie, Tetanus und Polio führte zu einer rückvergiftenden Belastung durch die Diphtherie- und Tetanus-Impfseren. Dadurch brach die Abwehr gegen Viren zusammen – das Virus Coxsackie konnte sich im Körper als dominierende virale Belastung ausbreiten und belastete seither den Organismus chronisch und machte ihn gegen weitere Virusinfektionen anfällig! Ferner wurde wie zuvor beschrieben eine massive Amalgamvergiftung getestet, die offensichtlich während der Schwangerschaft über den Mutterkuchen (Placenta) erworben wurde – diese hatte ja beinahe die Fehlgeburt ausgelöst. Mit der Zeit entwickelte das Kleinkind dann noch eine Überempfindlichkeit auf elektromagnetische Schwingungen wie die des Haushaltsstroms und von Mikrowellenherden.

Eine DDT-Vergiftung, die besonders auf die Nebennieren und die Bauchspeicheldrüse wirkt, kam hinzu.

Darüber hinaus bildete sich eine bakterielle Darmfehlbesiedlung mit Pilzbefall und entsprechend schlechtem Stuhlbefund.

Was kann ein Therapeut bei einer derartigen Gesamtbelastung tun? Die ganzheitliche Therapie nach dem Konzept des Therapeutischen Hauses beginnt mit einer Stabilisierung des Körpers durch eine gesunde Ernährung nach den Ihnen im Kapitel 2 vorgestellten Richtlinien. Die dabei zugelassenen Lebensmittel müssen dem Kind wegen der bestehenden allergischen Reaktionsbereitschaft in konsequenter Rotation nach den Vorschriften der Hayschen Trennkost zubereitet und gegeben werden (siehe hierzu die gängige Literatur über Rotationsdiät und Haysche Trennkost).

Wenn sich diese Ernährung des Kindes eingespielt hat, muß der Darm saniert werden, um damit die darmständigen Immunmechanismen anzukurbeln und eine ausreichende Versorgung des Kindes mit Mineralstoffen, Vitaminen usw. zu gewährleisten.

Wenn der Darm saniert ist, müssen die Antibiotikablockaden aufgehoben werden, und der Stoffwechsel muß aktiviert werden. Die Immunität gegen Viren muß verbessert werden.

Dann erfolgt die erste Entgiftungsphase, danach wird DDT entgiftet. Anschließend werden die Metallablagerungen ausgeleitet und die im Körper befindlichen Viren und ihre Schwingungen entfernt. Weiter müssen die Impfbelastungen aufgehoben werden. Und ganz am Ende der Therapie steht die Behandlung der Erbtoxine.

Wie könnte man einer solchen Patientin bei dieser Gesamtbelastung helfen außer durch eine ganzheitliche Diagnose und Therapie nach dem Konzept des Therapeutischen Hauses?

Testampullen »retoxische Kinderkrankheiten«

Kinderkrankheiten können, wenn sie vom Kind »ausgestanden« und richtig behandelt werden, das Abwehrsystem stärken und die Grundlage für ein zukünftig gesundes Leben legen. Nicht vollständig »ausgelebt« bzw. falsch behandelt, können sie jedoch zu einer Schwächung des Abwehrsystems und zu lebenslangem Kränkeln führen.

Dabei sind die üblichen antibiotischen Abblockungen der Kinderkrankheiten besonders kritisch zu beurteilen. Bei ihnen bleibt immer eine »retoxische«, d. h. eine rückvergiftende Situation zurück. Hierbei werden die gerade als Heilprozeß angelaufenen Abwehrmechanismen durch die Abtötung der Mikroorganismen unterlaufen. Geschieht das häufig, so wird das Immunsystem mit der Zeit seine Arbeit einstellen. Was folgt, ist die heutzutage so häufig diskutierte Immunschwäche. So bleibt beispielsweise bei einer den Heilprozeß unterdrückenden Windpockentherapie immer eine Herpesbelastung zurück (das Windpockenvirus ist dem Herpesvirus nahe verwandt), die also jederzeit zu einer Herpesinfektion führen kann. Ein anderes Beispiel: nach einem unterdrückend-retoxisch behandelten Scharlach bleiben Streptokokken zurück, die jederzeit eine Streptokokken-Tonsillitis (Mandelentzündung) verursachen können. Ein kindliches Asthma ist sehr oft auf einen retoxisch behandelten Keuchhusten zurückzuführen.

Wenn bei einem Infekt aufkeimendes Fieber von ca. 38,5 °C durch Fieberzäpfchen retoxisch unterdrückt wird, wird dadurch die Funktion des Fieberzentrums in Thalamus/Hypothalamus gestört. Rückwirkungen auf das hypophysäre, epiphysäre und limbische System bleiben nicht aus, auch der Mineralhaushalt und der Wasserhaushalt geraten aus den Fugen. Ist die bequeme Unterdrückung eines lästigen Heilprozesses diesen Preis wert?

Die retoxischen Therapien beziehen sich bei Kindern natürlich nicht nur auf die sogenannten Kinderkrankheiten, sondern auf alle Erkrankungen, bis hin zu banalen Infekten. Letztere werden besonders oft abgeblockt, weil heutzutage schon bei mittelgradigem Fieber zum Fieberzäpfchen gegriffen wird, obwohl bei 38,5 °C ohnehin die meisten Bakterien abgetötet werden. Warum der Griff zum Fieberzäpfchen?

Weil das Verständnis für die heilende Wirkung von Fieber bei Eltern und Behandlern verlorengegangen ist. Aber um welchen Preis? Die Temperatur wird vom Hypothalamus geregelt, von der zentralen Steuerung also. Eine Unterdrückung des Fiebers bedeutet also eine Blockierung der zentralen Steuerung, die sich selbstverständlich auswirkt. Alle Steuerungssysteme werden davon betroffen, und die Folge ist eine nachhaltige Irritation des gesamten Körpers. Äußerlich ist das schon an der langen Regenerationszeit des so behandelten Kindes zu erkennen. Mit den Testmethoden der Bioresonanztherapie kann man diese Störungen noch viele Jahrzehnte nach vollbrachter Tat nachweisen.

Ein weiterer Grund, weswegen sich Kinderkrankheiten retoxisch entwickeln können, ist eine mangelhafte Ausbildung der Abwehrsysteme durch erbtoxische Belastungen und Impfbelastungen.

Ein durch Erbtoxine, Impfungen und retoxische Be-handlungen »vorbereiteter« Organismus ist der ideale Nährboden für weitere Belastungen, die dann in einer Art »konzertierter Aktion« garantiert zu allergischen, entzündlichen und chronisch-degenerativen Erkrankungen führen.

Erbtoxine, Impfschäden und retoxisch behandelte Kinderkrankheiten sind somit Kristallisationskerne langfristiger pathologischer Entwicklungen.

Testampullen »Dämpfung«, »5 Elemente«, »Meridiane«, »Yin-Yang-Mediatoren«, »Organe«, »Chakren«

Die aktuelle bioenergetische Gesamt- und Detailsituation des Patienten bestimmt weitgehend, wie er mit inneren und äußeren Störfaktoren fertig wird. Deshalb ist das Wissen über sie für den Therapeuten von großer Wichtigkeit. Für den Test bestehen spezifische Ampullen, die eine genaue Diagnose (und später Therapie) ermöglichen:

Die »Dämpfungs«-Ampullen stellen fest, ob bestimmte Organe oder Organteile energetisch »überheizt« sind. Durch eine therapeutische Reduktion der Energie können diese wieder in den Normbereich zurückgebracht und somit therapierbar gemacht werden.

Mit den »5 Elemente«-Ampullen können die Elemente der traditionellen chinesischen Medizin testbar gemacht werden. Die Elemente Feuer, Erde, Metall, Wasser und Holz sind dabei über einzelne Testampullen testbar. Dekompensierte, d. h. energetisch blockierte, Elemente können eruiert und die Bezüge untereinander festgestellt werden.

Mit den »Meridian«-Ampullen kann der energetische Status der 12 klassischen Akupunkturmeridiane sowie der 8 zusätzlichen von Dr. Voll definierten »Gefäße« (= etwa Meridiane) geprüft werden. Es wird festgestellt, welche Meridiane aus dem Gleichgewicht oder dekompensiert sind.

Mit den Ampullen des Testkastens »Yin-Yang-Mediatoren« können überenergetische oder energieschwache Situationen einzelner Meridiane festgestellt werden. Therapeutische können diese dann in die Norm zurückgeführt werden.

Die »Organ«-Ampullen legen fest, welche Organe energetisch geschwächt sind und mit den »Chakren«-Ampullen kann der Therapeut herausfinden, welche Chakren über- oder unterfunktionieren.

Testampullen »Katalysatoren der Zentralen Steuerung«

Mit Hilfe der meridianbezogenen Katalysatoren der Zentralen Steuerung können in der vernetzten Testtechnik die teilweise extrem schwer zu therapierenden Blockaden psychosomatischer Erkrankungen gefunden und durchbrochen werden.

Wie man bioenergetisch-ganzheitlich therapiert

Auch eine Therapie muß bioenergetisch-ganzheitlich sein. Warum? Zunächst einmal aus einem ganz offensichtlichen Grund: Weil Sie ein Ganzes sind und nicht nur eine entzündete Niere, ein schmerzendes Kniegelenk oder ein gestörter Stoffwechsel.

Zum anderen aber aufgrund der Tatsache, dass sich der Körper bei örtlichen Erkrankungen meistens selbst helfen kann, während dies bei Erkrankungen, die – wie die meisten Erkrankungen – den ganzen Körper ergriffen haben, nicht mehr möglich ist.

Die bioenergetisch-ganzheitliche Therapie behandelt den Patienten in seiner Gesamtheit entsprechend der Befunde der ganzheitlichen Diagnose. Der Therapeut unterscheidet zwischen den Symptomen der Erkrankung und dem Ansatzpunkt der Therapie. Bekanntlich sind Symptome nur der Ausdruck der Erkrankung, nicht die Erkrankung selbst, und sie können sich an ganz anderer Stelle manifestieren als ihre Ursache(n).

Ein Beispiel: Eine Störung der Darmflora kann zu Entzündungen der Haut führen, wenn Giftstoffe nicht mehr über den Darm ausgeschieden werden können, sondern über die Haut ausgesondert werden müssen. Das Symptom »Hautentzündung« hat also in diesem Fall wie in vielen anderen Fällen wenig mit der Haut zu tun. Es deutet gar nicht auf die zugrundeliegende Ursache hin, denn diese sitzt an einem ganz anderen Ort.

Weitere Beispiele: Herzrhythmusstörungen aufgrund einer längst vergessenen Mandelentzündung, rheumatische Beschwerden in den Kniegelenken durch Darmpilzbefall.

Eine Symptomunterdrückung ist nicht nur eine unzweckmäßige Therapie, sondern sie kann sogar gefährlich sein, weil sie nur das »Warnsignal« ausschaltet und die eigentliche Ursache unbehindert weiterwirken läßt, bis zur Ausbildung chronischer Erkrankungen.

Chronische Erkrankungen einschließlich Krebs sind oft die Folge von langfristigen »erfolgreichen« Symptomunterdrückungen.

Ein anderer Aspekt ganzheitlicher Therapie ist die bereits erwähnte Tatsache, dass der Organismus materielle, energetische und informationelle Dimensionen hat.

Informationen steuern und regeln Programme, nach denen körperliche Funktionen ablaufen. Beispiele sind die Verdauung im Darm und der Stoffwechsel in den Zellen, die Wundheilung und die hormonelle Steuerung in der Schwangerschaft.

Energien sind nötig, um diese Prozesse ablaufen zu lassen. Und schließlich ist es natürlich der materielle Körper, in dem sich dies alles ereignet.

Infolgedessen sollten bei einer ganzheitlichen Therapie auch alle drei Dimensionen einbezogen werden. Dies ist bei der Bioresonanztherapie und der Therapie nach den Richtlinien des Therapeutischen Hauses automatisch der Fall, denn diese beiden Therapiemethoden sind energetisch-informationelle Verfahren, bei denen das Materielle automatisch durch das Meiden von Störfaktoren, durch die Karenz von Allergenen und durch die Gabe von Medikamenten, Mineralien, Darmsymbionten, begleitenden Massagen, chirotherapeutischen Eingriffen, notfalls auch durch Zahnextraktionen usw. einbezogen ist.

Die bioenergetische Therapie des Therapeutischen Hauses

Der systematischen Diagnose folgt im Rahmen der bioenergetischen Ganzheitsmedizin nach dem Modell des Therapeutischen Hauses die systematische Therapie. Dies bedeutet, dass die Therapie nach den diagnostizierten Gegebenheiten des Patienten stufenweise aufgebaut ist.

Es hat keinen Zweck, den Patienten durch vorschnelle Therapieschritte über die Gebühr zu belasten: Es hat auch keinen Zweck, die ohnehin schon überlasteten Selbstheilungskräfte durch zu frühe Therapieschritte zum Umkippen zu bringen. Und es hat auch keinen Zweck, in spontanen »Schnellschüssen« eine Pille nach der anderen für dies und das zu verordnen. Es ist wichtig, schrittweise vorzugehen.

Deshalb ist es notwendig, einem übergeordneten Therapieplan zu folgen.

Dabei wird der Patient zuerst samt seiner Entgiftungs- und Ausleitungsorgane energetisch stabilisiert. Die Vorbereitung des »Terrains« ist von eminenter Wichtigkeit, denn ist der Patient energetisch auf die Therapie vorbereitet, hat er dadurch mehr Lebensenergie für Therapiereaktionen zur Verfügung, dann erledigen sich viele kleinere Beschwerden wie von selbst.

Diese Therapievorbereitung sollte ein Kernpunkt jeder Therapie sein, ist aber durchaus unüblich. Da die meisten Behandlungen auf schnellen Erfolg angelegt sind – dies erwarten sowohl Patienten als auch Therapeuten – kommt die Vorbereitung fast immer zu kurz. Die Patienten sind dann oft von einer Therapie überfordert. Sie überreagieren auf die Therapie oder die Therapie kommt wegen mangelnder Reaktionsmöglichkeiten des Patienten nur sehr langsam voran. Das kostet wiederum Zeit, die zuvor für eine Therapievorbereitung hätte aufgewendet werden können. Deswegen sollte ein Patient, dem es wirklich um eine grundlegende Verbesserung seines Gesundheitszustandes geht, etwas Geduld mitbringen und sich und dem Therapeuten Zeit lassen für eine gründliche Therapievorbereitung. Das, was sich in vielen Jahren aufgebaut hat, kann nicht in wenigen Monaten rückgängig gemacht werden.

Erst danach werden entsprechend der verbesserten Reaktions- und Regulationsfähigkeit des Patienten sukzessive gezielt die pathologischen Störfaktoren behandelt. Am Ende der Therapie steht eine erneute Stabilisierung des Patienten.

Das Geheimnis des therapeutischen Erfolgs ist also ein strukturierter Therapieplan.

Die bioenergetische Medizin setzt eine Reaktions-, Regulations- und Kompensationsfähigkeit des Patienten voraus. Ist sie nicht gegeben, so muß der Patient zunächst regulationsfähig gemacht werden, damit die Therapie greifen kann. Zum Trost: Es gibt niemanden, der von vornherein reaktionsstarr ist. Reaktionsstarre Patienten sind dies geworden durch die vielfältigen Störfaktoren, denen sie ausgesetzt sind. Durch die Eliminierung der blockierenden Störfaktoren, z. B. eine starke geopathische Belastung, eine starke Schwermetallbelastung, eine starke Nahrungsmittelallergie, einen starken psychischen Schock, kann die Regulationsblockade zumeist aufgehoben werden. Der Patient ist wieder therapiefähig.

Bei funktionell-energetischen Erkrankungen ist ein therapeutischer Erfolg nur dann möglich, wenn die Therapie auf die Stabilisierung der energetischen

Struktur und die Wiederherstellung der Reaktions-, Regulations- und Kompensationsfähigkeit des Organismus abzielt. Sie beruht, wie Sie das zuvor schon lesen konnten, auf:

- der Verwendung patienteneigener und substanzeigener elektromagnetischer Schwingungen,
- der Verwendung harmonischer (physiologischer) und disharmonischer (pathologischer) Schwingungen,
- der Invertierbarkeit disharmonischer (pathologischer) Schwingungen und
- der Austestung primär belastender Störfaktoren.

Dabei ist das oberste Ziel der Therapie die Wiederherstellung der Selbstheilungskräfte des Patienten, also seiner körpereigenen Regulationsfähigkeit.

Zur Erreichung dieses Zieles wurde im Rahmen des Therapeutischen Hauses eine Therapiesystematik entwickelt, die alle wichtigen Therapieschritte umfaßt.

Die Basis ist die bereits ausführlich beschriebene gesunde Lebensführung. Diese besteht, um es Ihnen kurz in Erinnerung zu rufen, darin, gesund zu essen, viel mineralstoffarmes Wasser zu trinken, den Körper mit paraffin-, allergen- und schadstofffreien Produkten zu pflegen und sich häufig zu bewegen, ferner in erholsamem Schlaf sowie in einer belastungsfreien Wohnsituation und einem ausgeglichenen psychosozialen Umfeld.

Die Schaffung bzw. Einhaltung dieser Maßnahmen ist eine absolute Voraussetzung für eine erfolgreiche Therapie. Deswegen sehen wir sie auch nicht als »Empfehlungen« an, sondern als »Verordnungen«. Wir »verordnen« Ihnen eine gesunde Lebensführung; denn wenn wir das nicht täten, würden wir der gesunden Lebensführung als Voraussetzung für Heilung nicht die Bedeutung beimessen, die ihr gebührt. Und: Wir wollen ja nicht nur, dass Sie gesund werden, sondern auch, dass Sie gesund bleiben. Also lesen Sie das 2. Kapitel bitte nochmals in Ruhe durch, und befolgen Sie die dort gegebenen Hinweise.

Die Therapie besteht je nach Bedarf aus Basistherapien und Folgetherapien sowie Begleittherapien.

Die *Basistherapien* stabilisieren Ihren Energiehaushalt und bereiten Sie energetisch auf die Folgetherapien vor. Ferner stärken sie die Entgiftungs-

und Ausscheidungsorgane, falls eine Entgiftung und Befreiung des Körpers von Schlacken notwendig ist. Diese Entgiftung und Entschlackung wird z. T. mit Basistherapien angeregt.

Falls Ihr Organismus in einem hyperergen Zustand ist, kann er unter Umständen nur mit Einschränkungen therapiert werden. Dann kann es notwendig sein, ihn mit Dämpfungsampullen therapierbar zu machen.

Die *Folgetherapien* bestehen zumeist aus invertierten disharmonischen und aus harmonischen Schwingungen. Zunächst werden Ihnen invertierte disharmonische Schwingungen über Elektroden verabreicht, das sind z. B. die Schwingungen Ihres Allergens, eines Schwermetalls, eines Pestizids, eines elektromagnetisch bestrahlten Wassers oder auch pathologischer Pilze, deren Enzymaktivität gebrochen werden soll. Was hier genommen wird, richtet sich danach, welche Störfaktoren Ihre Erkrankung in erster Linie verursacht oder ausgelöst haben.

Mit diesen invertierten Schwingungen wird das Spektrum der Sie belastenden Schwingungen verringert, damit Ihre Selbstheilungskräfte wieder wirken können.

Die harmonischen Schwingungen, die Ihnen verabreicht werden, sollen die Organe und ihre Funktionen kräftigen. Es sind Schwingungen der beschriebenen Elemente, von Meridianen, von Organen, von Medikamenten. Sie tragen zur Verbesserung der Abwehr- und Selbstheilungskräfte bei.

Hierzu gehören auch Bioresonanz-Öl und Bioresonanz-Tropfen (siehe Glossar), die mit therapeutischen Schwingungen beaufschlagt werden. (Das Öl und die Tropfen können vom Dermatologischen Privatinstitut bezogen werden, Adresse s. S. 179)

Die Heilprozesse werden durch ausgetestete Medikamente unterstützt; denn der materielle Einsatz von Mineralien im Rahmen einer orthomolekularen Begleittherapie kann ebenso notwendig sein wie die materielle Gabe von Darmsymbionten usw. Oft kann die Wirkung der Medikamente durch die gleichzeitige Gabe der entsprechenden Medikamentenschwingungen noch verstärkt werden.

Als *Begleittherapien* kommen beispielsweise Chirotherapie, Colon-Hydro-Therapie, Neuraltherapie, Phytotherapie, Homöopathie, segmentale Einreibungen, Kneippsche Anwendungen, Wärmeanwendungen, Sauna, Salzbad, Lymphdrainage usw. in Frage, je nachdem, was Ihr Therapeut zusätzlich einsetzen will.

Psychotherapeutisch bietet sich eine Vielzahl von Möglichkeiten an. Hier seien nur die Bach-Blüten-Therapie, Farbpunktur, autogenes Training, Meditation, Gesprächstherapie, Neurolinguistisches Programmieren (NLP), Hypnosetherapie, Gestalttherapien usw. erwähnt.

Zusammenfassend: Die wichtigsten Schwerpunkte der bioenergetischen Ganzheitsbehandlung sind der Darm mit seinem Parasiten- und Mykosenbefall, die viralen und bakteriellen Infektionen, die Umwelttoxine sowie Kinderkrankheiten, Erbtoxine und Impfungen.

Welche Rolle die wichtigsten Schwerpunkte chronischer Erkrankungen spielen

Mit der ganzheitlich-kausalen bioenergetischen Therapie können die meisten Erkrankungen behandelt werden, weil fast alle mit Störungen der Körperenergie einhergehen oder sogar von diesen verursacht werden.

Einige Belastungsfaktoren treten bei unterschiedlichen Erkrankungen auf. Sie sind geradezu deren zentraler Belastungsfaktor. Dies sind besonders die bakteriellen Fehlbesiedlungen des Darms und der Darmpilzbefall, die Verschlackung des Bindegewebes, die Fokaltoxikosen, die Zähne, die Autoaggressionen, die Immunschwäche und die bösartigen Tumoren. Wieweit diese Belastungen bei vorliegenden Erkrankungen eine Rolle spielen, muß der Therapeut herausfinden.

Im Buch *Bioresonanz-Therapie* sind spezifische Erkrankungen beschrieben worden, beispielsweise Migräne und Kinderkrankheiten. In diesem Buch sollen die schwerwiegendsten Hintergrundbelastungen erörtert werden.

Der Darm

Wenn man Gesprächen über Gesundheit und Krankheit zuhört, scheint eine Hauptsorge vieler Menschen ihre Verdauung zu sein – womit sie meistens den »Stuhlgang« meinen. Einmal täglich, zweimal täglich, womöglich öfter? Nur alle zwei Tage oder noch seltener? Durchfall oder Verstopfung, Völlegefühl oder Blähungen, Fäulnis oder Gärung? Viel scheint sich um den Darm zu drehen, der nicht nur zentral im Körper liegt, sondern auch zentral im Bewußtsein der meisten Patienten. Und das ist richtig so; denn der Darm nimmt im Gesundheits- und im Krankheitsgeschehen eine zentrale Position ein. Nicht zu Unrecht fragt der Therapeut zumeist auch nach »der Verdauung« oder »dem Stuhlgang«.

Was hat es mit dem Darm auf sich? Warum kommt ihm diese Bedeutung zu?

Der Darm ist der große Ernährer des Körpers, aber er kann auch sein größtes Störfeld sein. Er verarbeitet Lebensmittel zu Baustoffen und Betriebsstoffen, von denen der Körper lebt, aber er kann auch den Körper mit Fäulnis- und Gärungsstoffen allmählich vergiften. Er kann mit einem intakten Immunsystem den Körper vor Viren, Bakterien und Pilzen schützen, aber er kann bei geschädigter Darmwand und blockierter Toxinausscheidungsfunktion auch zur Eintrittspforte von Giftstoffen ins Blut werden. Er kann Allergien und Entzündungen vorbeugen, aber er kann sie auch fördern. Er ist sozusagen der Herrscher über Gesundheit und Krankheit. Schon der griechische Arzt Hippokrates (460–370 v. Chr.) und auch der deutsche Arzt Christoph Wilhelm Hufeland (1762–1836) sagten: Der Tod sitzt im Darm.

Der Darm hat also viele Funktionen. Die wichtigsten sind:
- die Verdauung von Nahrungsmitteln,
- die Abgabe von verdauten Nahrungsmitteln an den Körper,
- die Rückgewinnung von Wasser,
- die Stimulierung der körpereigenen Abwehr,
- die Produktion von Abwehrzellen,
- der Schutz des Körperinneren vor Fremdstoffen,
- die Ausscheidung von Schlacken und Giften.

Die Verdauung erfolgt überwiegend im Dünndarm (Element Feuer). Hier findet auch die Resorption statt, also die Übernahme verwertbarer Nahrungsbestandteile aus dem Dünndarm ins Körperinnere. Die Zersetzung der restlichen zumeist für den Körper unverwertbaren Nahrungsbestandteile geschieht im Dickdarm (Element Metall). Hier zersetzen hilfreiche Bakterien den Speisebrei und bereiten seine Ausscheidung vor.

Eine der bedeutendsten Erkenntnisse über den Darm ist die Tatsache, dass er das größte Abwehrorgan des Menschen ist.

Auf einer Gesamtoberfläche von 150 – 200 m^2 leben 1014 Bakterien, das sind mehr Bakterien als der Mensch Zellen hat! Etwa 70 % des körpereigenen Immunsystems sind darmassoziiert, d. h. hängen von der darmständigen Produktion von Abwehr- und Antikörpern ab! Wenn man sich diese Zahl vor Augen führt, wird einem gleich die immense und zentrale Bedeutung der Abwehrfunktion des Darms klar. Kein Wunder, dass die Menschen immer so sehr auf ihren »Stuhlgang« achten, ist ihnen doch die Darmfunktion ein Indikator für ihre Gesundheit, auch wenn das oft nur unbewußt ist.

Diese Funktionen können jedoch gestört sein. Das fängt an bei der Verdauungsstörung der Speise im Mund (durch ungenügendes Kauen und mangelhafte Speichelbildung) und im Dünndarm durch Enzymmangel oder entzündliche Dünndarmirritationen, setzt sich fort in pathologischer fäulnisbildender oder gärender Zersetzung des Speisebreis im Dickdarm, endet mit der Aufnahme von Stoffwechselgiften durch die Darmschleimhaut in die Lymphe und ins Blut.

Folgen: Diese sind äußerst vielfältig. Sie gehen von harmlosen Völlegefühlen bis zu als unheilbar geltenden Erkrankungen wie Dickdarmgeschwüren (Colitis ulcerosa).

Damit Sie diesen komplizierten Sachverhalt leichter durchschauen können, haben wir die Darmschädigungen für Sie gruppiert:

1. Schädigung der Darmflora
2. Schädigung der Darmwand
3. Schädigung des Darmwandlymphatikums

1. Schädigung der Darmflora

Darmerkrankungen beginnen gewöhnlich mit Störungen der Darmflora. Der Darm benötigt in allen seinen Abschnitten ganz spezifische ausgewogene Darmfloren (das sind die Bakterien des Darms), um optimal funktionieren zu können. Diese Darmflora besteht – solange sie gesund ist – aus physiologischen und pathologischen Bakterien.

Pilze sind zwar auch im Darm enthalten, weil sie ständig mit der Ernährung und der Atemluft in Magen und Darm gelangen, gelten aber im allgemeinen als pathologisch. Sie sind nur bis zu einer bestimmten Menge »duldbar«, darüber hinaus müssen sie bekämpft werden. Das Immunsystem Darm verhindert normalerweise deren Ansiedlung bzw. Andockung an die Darmschleimhaut.

Bei den Bakterien werden »gesunderhaltende« (physiologische) und »krankmachende« (pathogene) Bakterien unterschieden.

Zu den Leitbakterien der physiologischen Bakterien gehören im Dünndarm die Laktobazillen und im Dickdarm die Bifidobakterien. Weitere Bakterienarten werden in den verschiedenen Forschungsergebnissen unterschiedlich angegeben.

Zu den pathogenen Bakterien gehören im Dünndarm die Streptokokken und die Kolibakterien, im Dickdarm außerdem Clostridien, Proteus sowie Staphylokokken.

Bei den Bakterien spielt *Escherichia coli* eine besonders wichtige Rolle. Durch seine Stoffwechsel- und Spaltprodukte wirkt es pathogen. Dadurch regt es das Darmwandlymphatikum an, also die körpereigene Abwehr.

Wie alle Darmbakterien, darf Escherichia coli nur in einer bestimmten Menge im Darm vorkommen, d. h. innerhalb bestimmter Grenzwerte. Werden sie überschritten, d. h., sind im Darm zu viele Escherichia coli vorhanden, dann kommt es zu einer Überwucherung des Darms. Weil sie dann mehr Stoffwechsel- und Spaltprodukte produzieren, dringen mehr in die Darmschleimhaut ein. Das Darmwandlymphatikum wird dadurch vermehrt gereizt, es produziert vermehrt Immunkörper. Dadurch werden die Kolibakterien wieder zurückgedrängt.

Problematischer ist es, wenn zu wenige Kolibakterien im Darm vorhanden sind. Dann ist die Stimulation des Darmwandlymphatikums zu gering, die spezifischen Immunglobuline verringern sich. Durch diese ständige Reduktion der spezifischen Immunglobuline nimmt die Leistungsfähigkeit der Immunmechanismen des Darmwandlymphatikums und somit des Immunsystems ab. Escherichia coli und andere pathogene Darmbakterien, aber auch Darmpilze (!) können sich vermehren.

Wie kommt es, dass im Darm zu wenige Escherichia coli sind?

Als erstes ist die Milieuverschiebung des Darms durch Weißzucker zu nennen. Zucker, und zwar extrahierter (raffinierter) Zucker, wirkt auf Kolibakterien wachstumshemmend. Extrahierter Fruchtzucker, Traubenzucker und Milchzucker haben die gleiche Wirkung. Weil nun in den zivilisierten Ländern der Konsum an raffiniertem Zucker extrem hoch ist, ist die Dysbakterie (mit ihren Folgen) dort eine typische Wohlstandserkrankung geworden. Dabei ist die ständige Ansüßung des Darms das Hauptproblem. Da nützt es nicht viel, wenn man von den Keksen nur einen ißt und von der Schokolade nur wenige Stückchen, der ständige Verzehr von Gezuckertem ist das Hauptproblem. Dies ist auch bei Kindern der Fall.

Gegen die ständige Zuckerflut haben die Kolibakterien kaum eine Chance, die Dysbakterie ist die zwangsläufige Folge und mit ihr die dysbakterieabhängigen Erkrankungen.

Aber auch Antibiotikatherapien können lebenswichtige Darmbakterien reduzieren.

Eine Dysbakterie führt zur Blockierung des Darmwandlymphatikums, was bedeutet, dass die Entgiftungsprozesse des Darms nicht mehr vollständig ablaufen. Die Folge davon ist zwangsläufig eine verstärkte Belastung der anderen Entgiftungs- und Ausleitungsorgane (Haut, Leber, Niere) – und wenn diese nicht richtig funktionieren eine Belastung des Bindegewebes, des Fettgewebes und der Gelenke. Die langfristige Folge einer Blockierung des Darmwandlymphatikums ist damit fast zwangsläufig die toxische Verschlakkung des Körpers und damit der Weg in die chronische Erkrankung. Wenn der Patient jetzt noch zu wenig mineralarmes Wasser trinkt, ist die Funktion der Nieren als Ausscheidungsorgan auch noch eingeschränkt.

Die Schutz- und Barrierefunktion des Darms werden erheblich gemindert, wenn die Darmwand z. B. aufgrund massiver Störungen der Darmflora durchlässiger wird. Eine Folge ist das erwähnte Übertreten von Stoffwechselmolekülen ins Blut. Dadurch werden die Entgiftungs- und Ausscheidungsorgane Leber und Niere überfordert, wie das bei massiven Dysbakterien fast immer zu finden ist.

Wenn der Patient Junkfood ißt (amerikanischer Ausdruck für minderwertige Ernährung, wörtlich Schundernährung, also nährwertarme Kost) und die vielen raffinierten Kohlenhydrate unbedachter Ernährung auch noch die Enzymgitter zerstört haben, dann erfolgt im Dickdarm Fäulnis.

Bei der Gärung gehen Alkohole (Ethylalkohole, Methylalkohole, Isopropylalkohole) durch die Darmwand ins Blut und schließlich in die Leber. Dort werden sie vorrangig entgiftet, andere im Blut schwimmende Gifte verbleiben im Blut und vergiften langsam auf dem beschriebenen Weg den Organismus. Dies ist eine ganz gefährliche Situation! Darmgärung und Darmfäulnis belasten die Leber erheblich! Speziell die Darmgärung behindert durch die Fuselalkoholbildung den Abbau anderer Gifte in der Leber.

Was kann man gegen hochtoxische Fäulnis- und Gärungsbildung tun? Hier zwei Tips zur Unterstützung der Bioresonanztherapie:

- *Fäulnis:* kein tierisches Eiweiß essen, besonders kein Fleisch; bis zu zwei Monate lang eine rein pflanzliche Kost zu sich nehmen
- *Gärung:* möglichst wenig Rohkost essen, keinen Alkohol trinken, statt dessen enzymreiche makrobiotische Ernährung, die im Darm nicht gärt; später Haysche Trennkost mit enzymreichen Nahrungsmitteln (über die makrobiotische Ernährung und die Haysche Trennkost lesen Sie bitte die entsprechende Literatur).

Eine Dysbakterie wird nur selten wahrgenommen, weil sie sich zumeist sehr langsam entwickelt und chronisch verläuft. Man nimmt zwar ihre primären Symptome wahr (Völlegefühl, Blähungen, Flatulenz), erkennt aber die Dysbakterie nicht als Urache. Weitere Folgen:

- chronische Verstopfung oder Durchfall,
- chronische Darmfäulnis oder Gärung,
- chronische Magen-, Dünndarm- und Dickdarmschleimhautentzündungen,
- Unverträglichkeiten / Allergien / Autoaggressionen (Autoaggressionen werden ab Seite 163 behandelt),
- Kotablagerungen in Darmfurchen (Haustren) und Darmaussackungen (Divertikel),
- Fäulnis- und Gärungsprozesse mit rückvergiftender Wirkung auf den Körper,
- mangelnde Giftausscheidung über den Darm (Rückvergiftung ins Blut, Überlastung der Entgiftungs- und Ausscheidungsfunktion von Leber / Galle, Niere / Urin, Haut / Schweiß),
- Absinken der Immunabwehr,
- Steigerung der Infektanfälligkeit,
- Pilzbefall,
- unerklärliche Leistungsschwäche, Unlustgefühl, Überforderungsgefühl, Kreislaufbeschwerden,
- allgemeine Einschränkungen der Organfunktionen inkl. Stoffwechselstörungen.

2. Schädigung der Darmwand

Wenn die *Darmwand* geschädigt ist, können bei nicht ausreichend verdauter Nahrung Fäulnis- und Gärungsstoffe durch die Darmschleimhaut in Lymphe oder Blut übergehen. Dort vergiften sie das Blut. Sie werden in der Leber entgiftet und über die Nieren ausgeschieden. Wenn das nicht möglich ist, werden sie im Bindegewebe oder im Fettgewebe oder in den Gelenken abgelagert.

Folgen: Bindegewebsverschlackung mit den im nächsten Artikel beschriebenen Problemen, Fettgewebeverschlackung, Verschlackung der Gelenke.

Es können aber auch entzündliche oder allergische Reaktionen im Blut bzw. in gut durchbluteten Schleimhäuten, Häuten, Geweben und Organen auftreten. Beispiele: allergisch bedingtes Asthma bronchiale, Neurodermitis.

3. Schädigung des Darmwandlymphatikums

Bei gestörter Funktion des Darmwandlymphatikums können die Toxine nicht mehr ausreichend über den Darm ausgeschieden werden. Alternativ versucht der Körper, sie über andere Ausleitungssysteme, z. B. über die Haut, auszuscheiden. Typisches Beispiel hierfür sind Hautentzündungen, unter anderem Neurodermitis.

Teilweise können sich die Toxine in den Lymph- und Blutbahnen der Darmschleimhaut konzentrieren und Störungen hervorrufen (z. B. Ileitis regionalis oder Colitis ulcerosa). In diesen Fällen sind Darmschleimhauterkrankungen und Hauterkrankungen Symptome einer unvollständigen Verdauung aufgrund einer Darmdysbakterie.

Wie Sie sehen, gibt es eine Vielzahl von Darmstörungen und darmstörungsbedingten Erkrankungen. Natürlich sind sie und ihre Ursachen nicht immer offensichtlich, sondern sie müssen in der therapeutischen Praxis oft erst in detektivischer Arbeit herausgefunden werden – eine Domäne der vernetzten Testtechnik.

Mit der Testung der Akupunkturpunkte der Magen-, Dünndarm- und Dickdarmmeridiane kann der Therapeut erkennen, in welcher Richtung die Meridiane belastet sind, also z. B., ob sie eher akut-entzündlich oder chronisch-degenerativ belastet sind, ob sie blockiert sind oder unter Regulationsschwächen leiden.

Nun sind Dünndarm und Dickdarm im Körper ja nicht isolierte Organe, wie Sie wissen, sondern sie stehen in vielfältigen Wechselwirkungen mit anderen Organen. Mit der 5-Elemente-Lehre kann der Therapeut erfassen, von welchen anderen Funktionskreisen (= Meridianen) störende Einflüsse auf den Darm einwirken und wie der gestörte Darm auf andere Funktionskreise einwirkt.

Der mit der vernetzten Testtechnik arbeitende Therapeut kann mit seinen Testampullen diese Wechselwirkungen überprüfen, d. h., welche anderen Elemente bzw. Meridiane auf die Darmmeridiane einwirken und auf welche anderen Meridiane die Darmmeridiane einwirken. Außerdem kann er feststellen, welche Bereiche, Gewebe und Funktionen des Darms von den Störungen betroffen sind, ob eine Darmwandentzündung vorliegt, ob das darmverbundene Abwehrsystem gestört ist usw.

Das Wichtigste für die Therapie ist jedoch, welche Faktoren diese Störungen verursacht haben. Dies kann mit den entsprechenden Testampullen festgestellt werden, auch ob Darmpilze die Stelle von Bakterien eingenommen haben, ob Proteusbakterien eine Fäulnis des Darminhalts hervorrufen, ob Gärungsbakterien im Darm Fuselalkohole bilden usw.

Nachdem sich der Therapeut mit der vernetzten Testtechnik einen Überblick geschaffen hat, welche Störfaktoren den Darm wirklich belasten, kann er an die Therapie herangehen. Dies ist oft nicht auf direktem Weg möglich, sondern in vielen Fällen muß der Organismus erst auf die Darmtherapie vorbereitet werden.

In einem ersten Schritt geht es darum, dass der Therapeut seinen Patienten anleitet,

- seine Ernährung so auszuwählen, dass sie den Darm und den Körper nicht weiter belastet,
- durch das Trinken reinen und aktiven Wassers Giftstoffe aus dem Körper auszuscheiden,
- durch eine geeignete Hautpflege die Ausscheidung von Giften über die Haut zu fördern,
- durch ausreichenden und erholsamen Schlaf die Regeneration der Körperfunktionen zu gewährleisten,

- durch genügend Bewegung die innerkörperlichen Bewegungen = Funktionen anzuregen.

Als nächstes muß – falls eine ernährungsbedingte Allergie vorliegt – der Darm von den allergisierenden Nahrungsmitteln freigehalten werden.

Wenn der Darm aufgrund seiner Erkrankung nur noch bedingt als Ausscheidungsorgan taugt, müssen die anderen ausscheidenden und entgiftenden Organe und Gewebe stabilisiert und aktiviert werden.

Hierbei handelt es sich in erster Linie um die Leber und die Haut, aber auch um die Nieren und das Lymphsystem. Auch die Lunge sollte dabei nicht vergessen werden, denn sie steht mit dem Dickdarm in direkter energetischer Wechselwirkung und kann somit durch ihre Stabilisierung schon zur Heilung des Darms beitragen.

Schließlich erfolgt die direkte Behandlung des Darms. Dabei geht es zunächst – wenn eine Darmpilzbelastung vorliegt – um die Behandlung des Darmpilzes, danach um die Wiederherstellung einer gesunden Darmflora, was auch unter dem Begriff »Darmsanierung« bekannt ist.

Die Darmsanierung umfaßt mehr als nur die Wiederherstellung der Darmflora. Die Darmwand muß regeneriert und das Darmwandlymphatikum angeregt werden. Dies kann durch die Einnahme von zytoplasmatischen Schleimhautpräparaten (siehe Glossar) und M-Zell-Präparaten (siehe Glossar) sowie durch die Schwingungen dieser Präparate geschehen.

Untersuchungen haben ergeben, dass die bakterielle Darmbesiedlung bei Brust-, Flaschen- und Kaiserschnittkindern sehr unterschiedlich ist. Bei Flaschenkindern und besonders bei Kaiserschnittkindern ist sie zugunsten pathogener Keime verschoben. Das bedeutet, dass Säuglinge ihre frühen Speisen nicht richtig verdauen können – beginnend mit Kuhmilch und Weizen, die in unserem Kulturkreis die ersten Fremdeiweiße darstellen. Da die nicht richtig verdauten Substanzen schädigende Stoffe ins Blut abgeben und dort allergische und entzündliche Reaktionen (besonders Hautreaktionen – die Haut als Ausscheidungsorgan!) hervorrufen können, dürfte in der bakteriellen Fehlbesiedlung des Säuglingsdarms einer der Gründe für die frühkindliche Neurodermitis und auch für andere allergische und entzündliche Erkrankungen liegen.

Leider reguliert sich die Darmflora in vielen Fällen nicht von alleine. Deshalb setzen sich allergische und entzündliche Reaktionen auf tierische und auch pflanzliche Eiweiße auch im Kindes-, Jugendlichen- bis in das Erwachsenenalter fort.

Bei der Therapie von entzündlichen und allergischen Erkrankungen – besonders bei Hauterkrankungen und rheumatischen Erkrankungen – muß auch immer der Darm als mögliche Ursache einbezogen werden.

Es soll nur darauf hingewiesen werden, dass einer der Gründe, warum Pilztherapien sehr oft nicht den erwünschten Erfolg bringen, darin liegt, dass Pilzenzyme Antikörper des Immunsystems zerstören und damit unwirksam machen können. Dadurch legen sie gerade diejenige körpereigene Abwehr lahm, die sie bekämpfen soll. Ist das Immunsystem auf diese Weise behindert, können sich die nach der Pilztherapie übriggebliebenen Pilze bei einem unzureichenden Aufbau der Bakterienflora, bei neuen Ernährungsfehlern oder bei der Gabe von antibakteriell wirkenden Medikamenten rasch wieder vermehren.

Zur Zeit gibt es unseres Wissens nur eine Möglichkeit, die Pilzenzyme so zu ändern, dass sie die Immunglobuline (Antikörper) nicht angreifen können: invertierte Schwingungen der betreffenden Pilze, eingewoben in den Therapieplan des Therapeutischen Hauses.

Fallbeispiel: Darmstörungen

U. M., weiblich, 59 Jahre

Die Patientin hat seit 20 Jahren einen hohen Blutdruck. Hierfür wurden ihr erwartungsgemäß von ihrem Hausarzt regelmäßig blutdrucksenkende Tabletten verschrieben. Diese senkten den Blutdruck auch tatsächlich. In der letzten Zeit ließ die Wirkung der Tabletten allerdings nach: Der Blutdruck schnellte häufig kurzzeitig hoch. Dagegen half auch eine höhere Dosierung der Herztabletten nicht. Die nächtlichen Herzanfälle mit Hochdruckkrisen wirkten wie Herzinfarkte, waren es aber nicht.

Interessanterweise hatten in der bioenergetischen Testung die Herzmeridiane die niedrigsten Werte von allen Meridianen. Eine Folge der Dauermedikation?

Röntgenologische und Ultraschall-Untersuchungen verschiedener Spezialisten ergaben wiederholt, dass die linke Niere ziemlich klein ist (Schrumpfniere). Dies läßt an eine Nierenbeteiligung beim Bluthochdruck denken.

Die Schleimhäute von Mund und Nase sind ständig trocken. Die Nase ist dauernd verstopft.

Die Wechseljahre ab dem 40. Lebensjahr waren sehr problematisch. Der Frauenarzt hielt mit Hormongaben gegen.

Der Blinddarm wurde vor 48 Jahren, die Mandeln vor 43 Jahren, die Gallenblase vor vier Jahren herausgenommen.

Nun ist ihr auch dauernd übel. Sie meidet alles Blähende. Trotzdem drücken oft Blähungen auf das Herz. Nachts kann sie häufig vor Übelkeit nicht schlafen. Dann weiß sie nicht mehr, ob sie lieber leben oder sterben will.

Der bioenergetische Test der fünf Elemente ergab, dass im Element »Metall« der Dickdarm- und der Lungenmeridian und im Element »Holz« der Leber- und der Gallenblasenmeridian besonders stark belastet waren.

Tatsächlich war mit der bioenergetischen Testung der vernetzten Testtechnik diagnostisch festzustellen, dass sich auf der Basis einer starken ganzkörperlich wirksamen Allergie auf Weizen und Hühnereier eine bakterielle Fehlbesiedlung des Darms mit Fäulnis und Gärung sowie Pilzbefall und Aflatoxin (das sind Stoffwechselgifte des Schimmelpilzes Aspergillus flavus) herausgebildet hatten. Diese wirkten auf den Körper rückvergiftend.

Die Weisheitszähne und die toten Zähne wirkten fokaltoxisch. Eine weitere Belastung kam durch Amalgamfüllungen der Zähne. Die Östrogen-Gestagen-Gaben belasteten das Hormonsystem. Doch erst der körperliche Streß der Gallenblasenoperation zementierte die Erkrankung, d. h., er blockierte den Organismus so sehr, dass dieser kaum noch therapierbar war.

Will man diese Blockade durchbrechen, so muß die Therapie sehr systematisch und behutsam durchgeführt werden. Sie muß damit beginnen, dass eine gesunde Lebensführung geschaffen wird. Daran muß sich eine grundsätzliche Darmsanierung anschließen. Hierzu gehört das Meiden der Allergene und die konsequente Pilztherapie. Der Anfangserfolg ist die Voraussetzung für den weiteren positiven Therapieverlauf.

Danach muß die hormonelle Lage stabilisiert werden. Die Sanierung der Zähne inklusive Amalgam schließt sich an.

Eine derartige Therapie ist bei einem höheren Patientenalter wie diesem vorsichtig und schrittweise durchzuführen. Eine zu starke therapeutische Belastung ist zu vermeiden.

Fremdkörper im Darm: Parasiten und Pilze

Der Befall des Darms mit Parasiten und Pilzen hat in den letzten Jahren rasant zugenommen, und wenn diese Tatsache in Diagnose und Therapie auch noch weitgehend unberücksichtigt bleibt oder schamhaft verschwiegen wird, so ist es doch eine beunruhigende Tatsache, über die man nicht geflissentlich hinwegblicken kann. Sind doch Parasiten und Pilze oft dermassen starke und hartnäckige Widersacher der körpereigenen Abwehr- und Selbstheilungskräfte, dass ohne ihre Beseitigung keine Heilungschance besteht.

Parasiten

Ein Parasit wird definiert als ein Organismus, der auf Kosten seines Wirtes lebt. Obwohl das auf fast alle Mikroorganismen zutrifft, bezeichnet man in der Medizin nur Protozoen (einzellige Organismen), Helminthen (Würmer) und Arthropoden (Gliederfüßer wie Spinnen und Insekten) als Parasiten. Würmer werden klassifiziert in Zestoden (Bandwürmer), Nematoden (Rundwürmer), Trematoden (Saugwürmer) usw. Glücklicherweise sind nicht alle Parasiten für den Menschen schädlich. Dennoch ist die Durchdringungsrate schädlicher Parasiten sehr hoch: Eine Schätzung der Weltgesundheitsorganisation aus dem Jahre 1995 gab folgende Zahlen (bezogen auf die Weltbevölkerung) an:

Toxoplasma gondii	50 % der Weltbevölkerung
Ascaris-Arten	1,2 Milliarden
Enterobius vermic. / Oxyuren	1,2 Milliarden
Trichuris trichiura	600 Millionen
Ancylostoma duodeni	500 Millionen
Entamoeba histolytica	500 Millionen
Pneumocystic carinii	400 Millionen

Diese Zahlen sind grobe Schätzungen, verfeinerte Untersuchungsmethoden wie die bioenergetischen Testverfahren würden wahrscheinlich höhere Zahlen erbringen. Dunkelziffern eingeschlossen, sind wahrscheinlich über 50% der Weltbevölkerung von Parasiten befallen.

Dies ist um so erschütternder, als Parasiten in herkömmlichen Diagnosen und Therapien fast unberücksichtigt bleiben! Nur wenige Therapeuten geben sich die Mühe, auf die schwierige aber sehr lohnende Suche nach Parasiten zu gehen!

Es gibt keinen Zweifel, dass Parasiten unter den pathologischen Störfaktoren eine ganz wichtige Rolle einnehmen, durch direkte Einwirkungen, durch ihre Stoffwechselprodukte, und durch ihre Wechselwirkungen mit anderen Mikroorganismen und anderen Belastungsfaktoren:

- Sie können Mangelsymptome erzeugen, indem sie wertvolle Vitamine und Mineralien rauben.
- Sie können Zellen und Gewebe mechanisch zerstören.
- Sie können Viren, Bakterien und Pilze beherbergen und somit deren Behandlung verhindern.
- Sie können Entzündungen und Tumore verursachen.
- Sie können allergische und pseudoallergische Reaktionen verursachen.
- Sie können den Organismus mit ihren Stoffwechselprodukten vergiften.
- Sie können das Immunsystem schwächen und blockieren.
- Sie können direkt Einfluß auf die psychische Gesamtsituation nehmen.

Ein Parasitenbefall kann symptomlos verlaufen. Meistens werden Parasiten erst entdeckt, wenn eine chronische Erkrankung zur Suche nach versteckten Ursachen führt. (Eine Faustregel besagt: Je länger die Krankheitsgeschichte und je schwerer das Krankheitsbild, desto wahrscheinlicher ist eine parasitäre Belastung als versteckte Ursache.) Eine Schwierigkeit dieser Ursachensuche ist, dass sich Parasiten keineswegs nur im Darm aufhalten, sondern bedingt durch ihre Entwicklungszyklen alle Gewebe und Organe befallen können. (In den meisten Fällen können sie nur durch bioenergetische Testverfahren entdeckt werden.) Entsprechend können sie Symptome erzeugen, die alle Gewebe und Organsysteme betreffen können. Häufig von Parasiten verursacht sind allergische Reaktionen, Asthma und Bronchtis, Morbus Crohn und Colitis ulcerosa (Dünn- und Dickdarmentzündungen), Diabetes mellitus, Herzerkrankungen, Migräne, Migräne, rheumatoide Arthritis, Tumorerkrankungen.

Parasiteninfektionen können aber auch harmlos verlaufen, jedenfalls manchmal eine Zeit lang. Dies ließ bei Bioresonanz-Therapeuten die Frage aufkommen, ob ein Parasitenbefall auch gutartig oder sogar vorteilhaft sein könne. Tatsächlich können Parasiten Schwermetalle (z. B. Amalgam-Abrieb-Moleküle) aufnehmen und so den Körper und seine Regulationssysteme damit entlasten, oder von Viren, oder von Bakterien. In diesen Fällen müssen sie entsprechend vorsichtig eliminiert werden. Die Therapeuten des Therapeutischen Hauses sind durch ihre Schulung darauf vorbereitet.

Die Testung der Parasiten erfolgt mit den entsprechenden Testampullen. Diese Ampullen decken einen großen Bereich bekannter und weniger bekannter Parasiten ab, oft in ihren spezifischen Entwicklungsstadien. Der Grund dafür ist erneut, dass jeder Organismus sein spezifisches Schwingungsspektrum abstrahlt, dies sogar in unterschiedlichen Entwicklungsstadien.

Auch hier konnte die vernetzte Testtechnik eine sehr erfolgreiche Therapiesystematik im Sinne des Therapeutischen Hauses entwickeln. Gerade bei den Parasiten müssen wieder die ganzheitlichen pathologischen Gegebenheiten des Patienten berücksichtigt werden, die überhaupt erst einen Parasitenbefall ermöglicht haben.

Pilze (Mykosen)

Etwa ein Drittel der Bevölkerung der Bundesrepublik Deutschland gilt als pilzinfiziert. Dabei wird zwischen lokalen und systemischen, also generalisierten Pilzinfektionen unterschieden. Darmpilze stellen eine lokale, also eine örtlich begrenzte, Infektion dar. Gelangen Pilze durch eine geschädigte Darmschleimhaut in die Blutbahn oder in Lymphgefäße, so kann sich eine systemischer Pilzbefall ausbilden, der alle Gewebe und Organe befallen kann (z. B. Nerven, Lunge, Gelenke, Gallenblase).

Ist der Darm befallen, so kann sich der Pilz rasch über seine Schleimhaut auf andere Schleimhäute wie die Nasenschleimhäute oder die Genitalschleimhäute ausbreiten.

Darmmykosen entstehen durch eine Immunschwäche, besonders des darmwandständigen Immunsystems, aufgrund von Antibiotikatherapie, Immunsuppressiva, Kortikoide, Hormontherapie, die Antibabypille, Fehlernährung, Nahrungsmittelallergenen, Distress und anderen kurz- und langfristigen psychischen Problemen, eine geschädigte Darmflora, Diabetes mellitus, Toxinbelastungen, Parasiten, Übertragung.

Die bekanntesten Darmpilze sind die Candida-Arten und die Aspergillus-

Arten. Sie und weitere Darmpilze können bioenergetisch mit Darmpilznosoden getestet werden, und zwar auf den Darmmeridianen, aber auch – und das mag manchmal noch wichtiger sein, weil ein entsprechender Befall gefährlicher ist – auf anderen Organmeridianen. Auch hier muss die Behandlung im Sinne der bioenergetischen Ganzheitsmedizin erfolgen.

- Die verursachenden Störfaktoren müssen soweit wie möglich vermieden werden.
- Die Ernährung muß umgestellt werden, damit die Darmpilze nicht ständig mit Kohlehydraten gefüttert werden. Schweinefleisch und Nahrungsmittelallergene müssen strikt gemieden werden.
- Bei Bedarf sind ergänzende Vitamine, Mineralien, Antioxidantien etc. einzunehmen.
- Der Säure-Basen-Haushalt muß normalisiert werden.
- Die geschädigte Darmschleimhaut muß repariert werden.
- Das gestörte Darmmilieu muß wiederhergestellt werden, besonders durch physiologische Darmsymbionten wie Laktobazillen und Bifidokeime.
- Das gestörten Darmwandlymphatikum muß reaktiviert werden, also seine Immunaktivität aktiviert werden.
- Die Darmpilze und ihre pathologischen Schwingungen müssen beseitigt werden, vorzugsweise mit der Bioresonanztherapie.
- Der Organismus muß von Pilztoxinen entgiftet werden.
- Pilzmykosen-Folgeerkrankungen müssen behandelt werden und der Gesamtorganismus muß abschließend stabilisiert werden.

Da wir laufend mit der Ernährung und mit der Atemluft Pilze aufnehmen, ist darauf zu achten, dass das Immunsystem stark genug ist, jederzeit mit diesen Pilzen fertig zu werden. Jemand, der schon einmal Pilze gehabt hat, ist jedoch leicht anfällig für neue Pilzinfektionen. Deshalb ist hier eine laufende Überwachung zu empfehlen, etwa jedes halbe Jahr. Mit dieser präventiven Maßnahme kann dem Aufflackern von Pilzinfektionen zumeist vorgebeugt werden.

Aus allen Ausführungen zum Thema »Darm« dürfte deutlich geworden sein, dass der Darm im Gesundheits- bzw. Krankheitsgeschehen und somit in der bioenergetischen Ganzheitsmedizin eine zentrale Position innehat. Dies besonders, als er informationelle, energetische und materielle Verbindungen zu allen anderen Körperorganen hat. Stellvertretend seien hier einmal genannt: die Nasennebenhöhlen, die Lungen, die Harnwege, die Genitalorgane, das Immunsystem, die Bauchorgane, das muskulo-skelettäre System, die Haut und das Bindegewebe. Entsprechend können viele Erkrankungen primär darmbedingt sein, z. B. Nasennebenhöhlenentzündungen, Bronchitis/Asthma, Nierenentzündungen, Prostata- und Eierstockentzündungen, ständig wiederkehrende Infekte, Leberentzündungen, Bauchspeicheldrüsenentzündungen, rheumatische Erkrankungen, Hautentzündungen, Verschlackungen und Entzündungen des Bindegewebes.

Noch einmal: Berücksichtigt die in Fachdisziplinen zersplitterte Schulmedizin diese ganzkörperlichen Vorgänge?

Darm und Psyche

Nach den Erkenntnissen der Psychoneuroendokrinoimmunologie wirken sich psychische Belastungen negativ auf das Immunsystem aus. Beispielsweise führt langfristiger chronischer Distress über eine Erhöhung der Adrenalin-Produktion zu einer Erschöpfung der Nebennieren oder langfristige Sorgen zu einer Verlangsamung der Lymphozytenaktivität. Oder es führt starke Nervosität, wie z. B. vor Reisen, über eine Veränderung der Darmperistaltik zu Durchfall oder Verstopfung. Das bedeutet, dass das darmwandständige Lymph- und Immunsystem von psychischen Belastungen in seiner Funktion geschwächt wird. Umgekehrt kann eine pathologische Darmflora zu Depressionen, Energiemangel, Schlafstörungen, Gleichgewichts- und Konzentrationsstörungen führen.

Sowohl die psychosomatische als auch die somatopsychische Verbindung können bioenergetisch getestet werden, z. B. mental durch den kinesiologischen Muskeltest oder über die Ampullen der Zentralen Katalysatoren. Sie können aber auch bioenergetisch therapiert werden, z. B. mit den Ampullen der Zentralen Katalysatoren, Dr. Bach-Blüten, homöopathische Mittel. Die Fülle von Nervenzellen im Darm und ihre unmittelbare Kopplung zum Gehirn hat dazu geführt, dass heute auch in der wissenschaftlichen Medizin von einem Gedächtnis Darm gesprochen wird. Der Volksmund weiß dies schon lange. »Ich entscheide aus meinem Bauch heraus«, »ich hab ein mulmiges Gefühl im Bauch« etc.

Das Bindegewebe

Der Begriff »Bindegewebe« ist ein rechter Tiefstapler. Er gibt vor, dass es sich dabei (nur) um ein Gewebe handelt, das Organe verbindet und stützt. Das klingt so, als sei es ein Gewebe ohne wichtige Funktionen. Das ist aber weit gefehlt. Denn in Wirklichkeit ist das Bindegewebe ein den ganzen Körper durchziehendes Organ, das viele lebenswichtige Aufgaben hat (Abb. unten).

Das Bindegewebe als Ernährungs- und Entschlackungsorgan

Alle kleinen Blutgefäße (die arteriellen und venösen Kapillaren), Nerven und Lymphbahnen enden bzw. beginnen im Bindegewebe. Sie haben keinen direkten Kontakt mit den Organzellen. Statt dessen geben sie ihre Nährstoffe, nervlichen Impulse und Sauerstoff ins Bindegewebe ab. Dieses hat die Aufgabe, die Zellen damit zu versorgen. Umgekehrt nimmt das Bindegewebe die Schlackenstoffe, Kohlendioxid und Toxine der Organzellen auf und gibt sie an die Lymphbahnen und venösen Kapillaren weiter.

Jede Versorgung und Entsorgung der Organzellen muß durch dieses Bindegewebe hindurchgehen! Das Bindegewebe ist also ein Durchgangs- oder Transitgewebe. Es hat eine Transportfunktion.

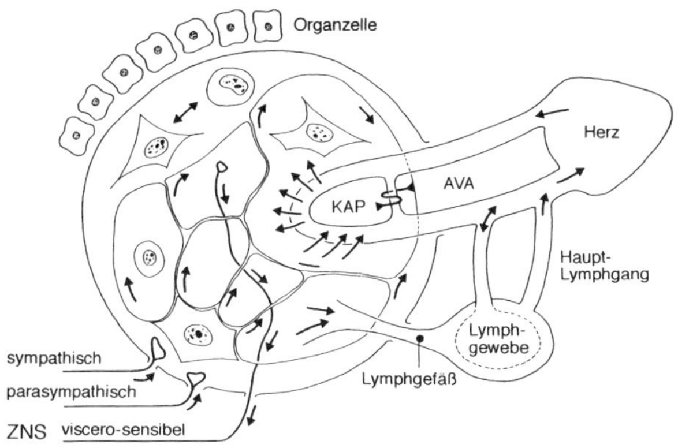

Das Grundregulationssystem ist das Bindegewebe zwischen Blutgefäßen, Lymphgefäßen sowie Nervenendungen und Organzellen.

Das Bindegewebe als Zwischenlager und Speicherorgan

Ein großer Teil von Schlacken und Giftstoffen, die eigentlich von der Leber entgiftet und von den Nieren ausgeschieden werden müßten, werden bei Überlastungen dieser Organe bis zu ihrer Entgiftung und Ausscheidung im Bindegewebe »zwischengelagert«. Diese Funktion führte in der »alten Medizin« zu dem Begriff »Vorniere«, um die Funktion des Bindegewebes zu charakterisieren.

Bleiben diese Organe überlastet, oder sind sie dauerhaft insuffizient, dann wird aus dem Zwischenlager ein Endlager. Dann wird es ein Speicherorgan toxischer Substanzen, in dem sich Schlacken und Gifte über Jahre oder Jahrzehnte aufbauen und summieren können: Stoffwechselschlacken, Pestizide, Blei, Formaldehyd, Quecksilber, Impfstoffe, Bakterienstoffwechseltoxine, Eiweißfäulnisstoffe, Viren, Antibiotikarückstände und vieles andere mehr. Ein besonderes Problem für das Bindegewebe und für die abgelagerten Schlacken sind insbesondere Säuren.

Viele toxische Substanzen sind sauer und auch viele Stoffwechselabfallprodukte der Zelle selbst sind sauer. Können diese Säuren nicht genügend abgeleitet werden, haben sie einen doppelt negativen Effekt. Zum einen füllen sie um so schneller das Bindegewebe mit Toxinen, zum anderen gelangt das Gewebe in eine Art Säurestarre, welches die Funktion des Bindegewebes noch weiter verschlechtert.

Wenn das Bindegewebe durch abgelagerte Schlacken und Toxine »verschlackt« ist, dann wird der eben beschriebene Transport von Substanzen durch das Bindegewebe behindert, die Organzellen werden unterversorgt und können sich selbst nicht ausreichend entschlacken.

In der Folge treten Stoffwechselstörungen auf, Vitalitätsverlust, Leistungsschwächen, Konzentrationsschwächen, Regulationsstörungen, systemische und organische Erkrankungen.

Das Bindegewebe als extrazellulärer Flüssigkeitsraum

Ein Großteil der Körperflüssigkeiten befindet sich im Bindegewebe. Wasser und somit auch Körperwasser ist aber ein hervorragender Speicher elektromagnetischer Schwingungen und somit von Informationen. Deswegen muß man davon ausgehen, dass das im Bindegewebe befindliche Wasser ein Speicher aller möglichen Informationen ist. Alle abgelagerten Schlacken geben ihre Schwingungen an das Körperwasser ab. Dadurch kann jenes positiv und negativ auf den Organismus einwirken.

Das Bindegewebe als Regulationsorgan

Damit kommen wir zu einer bis heute viel zu wenig beachteten Erkenntnis: Das Bindegewebe ist ein Regulationsorgan. Prof. Dr. Alfred Pischinger nennt es das Grundregulationssystem, also das System, das die grundlegende Regulation des Körpers darstellt. Das heißt nicht mehr und nicht weniger, als dass das Bindegewebe eines der wichtigsten Organe des Körpers ist.

Damit ist das Bindegewebe ein Organ, das diagnostisch und therapeutisch immens wichtig ist. Diagnostisch ist zu klären, ob es »verschlackt« oder »überreaktiv« ist und dadurch Ursache vieler chronischer oder allergischer Erkrankungen sein kann.

Wenn das so ist, hat das weitreichende therapeutische Folgen: Ein verschlacktes Bindegewebe muß primär entschlackt werden, ein überreaktives Bindegewebe muß zu seiner normalen Regulationsfunktion zurückgeführt werden.

Läßt man das Bindegewebe diagnostisch oder therapeutisch außer acht, läuft man Gefahr, dass die Therapie wirkungslos bleibt. Wenn man das Bindegewebe wieder in Ordnung bringt, wird die Regulation des Körpers automatisch besser und das mit ganzheitlichen Auswirkungen.

Die alte Naturheilkundelehre, die betont, dass das Bindegewebe entgiftet und entschlackt werden muß, hat dies ganz richtig erkannt.

Das Bindegewebe als Speicherorgan toxischer Substanzen und davon ausgehender Belastungen

In der ganzheitlichen bioenergetischen Therapie findet das Bindegewebe seinen ihm gebührenden Platz. Die Testresultate des Bindegewebemeridians werden im Rahmen der 5-Elemente-Lehre mit allen anderen Meridianen und Organen in Verbindung gebracht, und viele Störfaktoren werden auf ihre

Wechselwirkung mit dem Bindegewebe untersucht, z. B. Bakterien, Schwermetalle, Pestizide, Schweinefett.

Das Bindegewebe und der Säure-Basen-Haushalt

Endogene und exogene Toxine (z. B. innere Stoffwechselprodukte und äußere Giftstoffe wie Schwermetalle, natürliche und technische elektromagnetische Felder (»geopathische Strahlung« und »Elektrosmog«), Überschußionen von Mineralien aus Mineralwässern, psychische Faktoren wie Sorgen und Ärger, langfristiger Streß usw. machen den Menschen im wahrsten Sinne des Wortes sauer: der pH-Wert des Bindegewebes sinkt. Leidtragend können schließlich alle Organe sein, und eine lange Liste von Erkrankungen kann ihren Ursprung im übersäuerten Bindegewebe haben, einschließlich Krebs. Wie schon früher betont, muß ein ganzheitlicher Therapeut in den meisten Fällen den Säure-Basen-Haushalt balancieren.

Das Bindegewebe und nicht verwertbare Mineralien

Wie schon an einer anderen Stelle des Buches erläutert, kann der Körper auch durch den übermäßigen Verzehr von Mineralien belastet werden. Hierbei handelt es sich im wesentlichen um Mineralien, die zwar vom Darm resorbiert werden, die aber aufgrund ihrer Struktur (nicht gebunden an organische Carrier) die Zellmembran der Zelle nicht durchtreten können und somit im Grunde für den Organismus wertlos sind, ja, ihn sogar schädigen können. Diese Mineralien müssen über die Niere wieder ausgeschieden werden, was natürlich die Ausscheidungskapazität der Niere reduziert. So können sich diese Mineralien auch im Bindegewebe stauen. Da sie aber elektrische Ladungsträger sind, können sie auch die Energieleitbahnen und den Energiefluss und Informationsfluss des Körpers stören.

Kommt es dann noch zusätzlich zur Belastung über geopathische Störschwingungen und insbesondere auch Elektrosmog, kann dies kumulieren und das Zusammenspiel des Fließgleichgewichtes Mensch beträchtlich irritieren.

Die Quelle dieser Mineralien sind im wesentlichen Mineralwässer, Heilwässer, Billigpräparate von Nahrungsergänzungsmitteln (häufig billig hergestellt, aber nicht billig im Einkauf) und auch die ganzen Powerdrinks, die bei der Jugend heute so beliebt sind.

Fallbeispiel: Starke retoxische Bindegewebebelastung

A. O., männlich, 22 Jahre
Der Patient litt seit Jahren in den Monaten Mai bis Juni an allergischem Schnupfen. Dieser war von Jahr zu Jahr unterschiedlich stark. Außerdem belästigte ihn ein häufig auftretender »normaler« Schnupfen.

Vor 18 Jahren wurden ihm die Nasenpolypen entfernt, vor sieben Jahren hatte er Herpes labialis (Lippenherpes) und Herpes zoster (Gürtelrose) am linken Rippenbogen. Vor vier Jahren bekam er wegen einer Entzündung der Vorsteherdrüse (also eine Prostatitis) eine Antibiotikatherapie – seither hat er keine Infekte mehr.

Der bioenergetische Befund mit der vernetzten Testtechnik besagte, dass fast alle Meridiane entweder blockiert oder insuffizient waren. Der Nervenmeridian, der Meridian des Hormonsystems, der Lebermeridian, das Bindegewebe und der Nierenmeridian waren beidseitig blockiert, der Dickdarm war beidseitig insuffizient.

Der Test nach der vernetzten Testtechnik ergab eine starke erbtoxische Belastung durch Tuberkulinum und Toxine von Geschlechtskrankheiten der Vorfahren. Es bestand eine mehrfache allergische Reaktionslage auf Milch und Milchprodukte, Weizen und Weizenprodukte, Ei und Eiprodukte sowie Hefe – eine ernährungsmäßig sehr einschränkende Ausgangslage.

Zu der allergischen Belastung paßte die Darmsituation des Patienten: bakterielle Fehlbesiedlung mit Pilzbefall. Die Zähne enthielten viel Amalgam mit den entsprechenden Auswirkungen auf den Körper, bei manchen Zähnen waren die Pulpen (= die das Zahnmark enthaltende Höhle im Zahnbein) chronisch entzündet.

Eine Prostatitis (= Entzündung der Vorsteherdrüse) war durch Streuung von hämolysierenden Streptokokken eines fokaltoxischen Mandelabszesses (Tonsillarabszeß) ausgelöst. Diese Prostatitis stand als Herd in Wechselwirkung mit Kopfherden und dem Darm. Als Fokaltoxikosen sprachen ferner die Testampullen für Mastoiditis (= Entzündung des Warzenfortsatzes hinter dem Ohr) und Otitis media (Mittelohrentzündung) an.

Die Antibiotikatherapie mit Penicillin und Streptomycin hat deutlich testbare Schäden hinterlassen, indem sie das Immunsystem völlig blockierte. Die Tatsache also, dass er jetzt keinen Infekt mehr bekam, war im Grunde genommen negativ zu bewerten, denn sein Immunsystem hatte aufgehört, gegen die ganzen chronischen Reaktionen im Körper anzukämpfen. Ein typischer Vorbote des kanzerogenen Geschehens.

Diese Belastungen haben u. a. das Bindegewebe blockiert (sowie die Meridiane des Nervensystems und des Hormonsystems). Deswegen muß die Bereinigung des Bindegewebes, das ja auch als ein den ganzen Körper durchziehendes Regulationsgewebe aufzufassen ist, im Vordergrund der Therapie stehen.

Diese beginnt mit der Sanierung des Darms und der allergischen Diathese, es folgt die Aufhebung der Antibiotikablockade, und dieser schließt sich die Sanierung der Kopfherde (der Mandeln, des Warzenfortsatzes und des Mittelohrs) und dann der Zähne an.

Die Entgiftung und Entschlackung des Körpers

Die Verschlackung des Bindegewebes – des Systems der Grundregulation – nimmt bei jedem Krankheitsprozeß *die* zentrale Rolle ein – besonders bei chronischen Erkrankungen. Deswegen sollten die Entgiftung des Organismus und die Ausleitung giftiger Substanzen zu jeder Basisbehandlung gehören. Ohne sie können therapeutische Impulse stark behindert oder gar aufgehoben werden.

Wie bereits geschildert, nimmt die Verschlackung des Bindegewebes durch die – in diesem Buch weitgehend behandelten – ständig zunehmenden Umweltbelastungen laufend zu. Das Bindegewebe wird immer stärker mit toxischen Substanzen »verschlackt«. Die Folge ist eine Behinderung der Transportwege der Nährstoffe aus dem Blut zu den Zellen und eine Behinderung der Transportwege der Schlackenstoffe aus den Zellen zurück ins Blut und ins Lymphsystem – und obendrein – und am Schlimmsten – eine Verschlakkung der Zellen selbst, und damit eine Störung ihrer lebenswichtigen Funktionen!

Kein Wunder, dass die Bürger der »zivilisierten Länder« immer mehr unter chronischem Kranksein leiden!

Aber was kann man dagegen machen? Die Antwort lautet wieder, die Basis des Therapeutischen Hauses zu beachten und die Lebensführung umzustellen. Maßnahmen der Entgiftung, Entschlackung und Entsäuerung einzuleiten – den Dreisprung der Entgiftung. Dies begleitet mit einer konsequenten Bioresonanztherapie über die Maßgaben der vernetzten Testtechnik und einer konsequenten Therapie der Toxinausleitungsorgane wie den Darm, die Haut, die Leber und die Niere:

- Allgemeine Stabilisierung des Organismus mit patienteneigenen Schwingungen
- Spezielle Stabilisierung und Stimulierung der Entgiftungs- und Ausleitungsorgane Niere, Darm, Leber, Haut, Lunge mit Organschwingungen (aus den entsprechenden Organampullen)
- Mobilisierung von Schlacken
- Neutralisierung von Schlacken
- Ausscheidung von Schlacken
- Spezielle Entgiftung und Ausleitung mit den Ampullen der vernetzten Testtechnik der im Bindegewebe abgelagerten toxischen Substanzen
- Unterstützung von Entgiftung und Ausleitung durch Vitamine, Mineralien, Antioxidantien etc. im Sinne der bioverfügbaren Orthomolekularen Medizin
- Weitgehend basische Ernährung, evtl. Unterstützung mit Basenpulvern und Basenbädern
- Allgemeine Stimulierung aller Körperfunktionen mit Körpersäften (Blut, Speichel, Urin, Stuhl etc.)
- Unterstützung durch Begleittherapien wie Darmsanierung, Colon-Hydro-Therapie, Schröpfen, Baunscheidtieren, Hautsegment-Therapie usw.

Die Fokaltoxikosen

Eine Fokaltoxikose ist eine örtliche Entzündung im Bindegewebe. Sie besteht aus nicht abbaubaren organischen und anorganischen Stoffen. Das Entscheidende ist, dass diese lokale Entzündung ihre Stoffe in den Körper ausstreut bzw. die Schwingungen ihrer Stoffe in den Körper ausstrahlt. Damit wirkt sie ganzheitlich. Sie wirkt auf andere fern von der Entzündung gelegene Körperteile ein. In diesen fern liegenden Arealen können dadurch entzündliche oder allergische Reaktionen oder Irritationen der Regulationssysteme bewirkt werden.

Fokaltoxische Belastungen am Beispiel der Rachenmandeln

Die Mandeln (Tonsillen) gehören zu den wichtigsten »Arbeitsstationen« des Lymphsystems.

Normalerweise ist es für das Lymphsystem kein Problem, mit den ständig durch Atemluft und Nahrung in den Mund-Rachen-Raum eindringenden Viren, Bakterien und Pilzen fertigzuwerden. Dies geschieht entweder gänzlich unbemerkt oder bei stärkerer Belastung durch eine akute Entzündung, im Rachenraum also der Mandeln.

Wiederholen sich diese Entzündungen jedoch häufig, oder dauern sie zu lange an, dann neigen viele Therapeuten dazu, sie mit Antibiotika zu bekämpfen. Dies ist besonders bei Streptokokken-Anginen der Fall, denn die Streptokokkus-haemolyticus-Bakterien können dem Organismus sehr gefährlich werden.

Die Abtötung der Bakterien bedeutet jedoch gleichzeitig – wenn nicht parallel eine richtig durchgeführte Lymphtherapie läuft – eine Einlagerung von Bakterienzerfallsstoffen und somit von Bakteriengiften in das umliegende Gewebe sowie das Überleben widerstandsfähiger Bakterien, die sich anschließend wieder vermehren. Das gibt wiederum Anlaß zu Entzündungen, die diese Zerfallsstoffe und Gifte eliminieren sollen, die dann aber oft ihrerseits wieder von Antibiotika gestoppt werden. So entsteht ein Teufelskreis von Entzündungen und Antibiotikatherapien, der wahnsinnig schwer zu durchbrechen ist. Mit der Vernichtung von Bakterien durch Antibiotika wird der das Abwehrsystem anregende Reiz der Keime schlagartig beendet. Das führt zu einem sofortigen steilen Abfall der immunologischen Leistung. Die Folge davon ist eine Art Lähmung des Immunsystems.

Ein Hauptproblem jeder Antibiotikatherapie ist also diese Lähmung des Immunsystems.

Eine Antibiotikatherapie erreicht fast alle Krankheitserreger, ein kleiner Rest überlebt den therapeutischen Angriff aber trotzdem. Auch die toxischen Substanzen, die von den Bakterienleichen ausgehen, bleiben übrig. Das bedeutet bei gleichzeitiger immunologischer Lähmung eine rückvergiftende (retoxische) Belastung des Systems.

Das passiert immer so, und das ist auch der Grund, warum beispielsweise nach einer antibiotisch behandelten Entzündung (Mandelentzündung, Nierenentzündung, Harnblasenentzündung usw.) häufig bald ein Rückfall auftritt und eine lange Reihe von Entzündungen eingeleitet wird.

Das Resultat ist bei Mandelentzündungen – wenn das Immunsystem ausreichend geschwächt worden ist (was heutzutage mit Antibiotika üblich ist) – die chronische Mandelentzündung. Dabei wird die Entzündung von Abwehrkörpern »ummantelt«, damit die entzündlichen Substanzen das entzündete Gebiet nicht mehr verlassen können.

Wenn die chronische Belastung der Tonsillen (Mandeln) dann lange weitergeht, bildet sich daraus zwangsläufig ein Tonsillarabszeß (also das durch Bakteriengifte bewirkte Absterben von Tonsillengewebe mit nachfolgender Einkapselung des dadurch gebildeten Eiters). Dieser ist nun – da er in vielen Fällen schulmedizinisch nicht erfolgreich therapiert werden kann – oftmals Anlaß zur chirurgischen Entfernung der Mandeln.

Bei dieser Tonsillektomie (Mandelentfernung) werden nun die Tonsillenlamellen (das sind die dünnen, übereinandergeschichteten Hautplättchen der Mandeln) und die Tonsillenlymphknoten, also das eigentliche lokale Abwehrsystem, entfernt. Hat sich der Tonsillarabszeß bereits in die Schleimhaut des Rachens eingefressen, dann liegt diese Schleimhaut – der sog. retrotonsilläre Raum, also der Raum hinter den Mandeln – nach der Operation schutzlos da; die Bakterien nisten sich dort ein und verbleiben auch nach Abheilung der Operationswunde dort. Damit hat sich die chronische Entzündung in ein Gebiet verlagert, das praktisch keinen Abwehrschutz mehr bietet.

Akute und chronische Mandelentzündungen sowie auch der Tonsillarabszeß bleiben lokal beschränkt, solange die immunologische Barriere – also die »Abschottung« der entzündeten Stelle gegen den übrigen Körper – bestehen bleibt. Wird sie aber überwunden – z.B. aufgrund einer Immunschwäche – dann wird die lokale Entzündung bzw. der lokale Abszeß zum Fokus, zum streuenden Herd.

Ob eine Tonsille oder der retrotonsilläre Raum (das Schleimhautgebiet hinter den Mandeln) zum Fokus geworden ist, kann mit der vernetzten Testtechnik und entsprechenden Testampullen festgestellt werden. Das gleiche gilt auch bei anderen streuenden Herden.

Wird die Tonsille bei bestehendem Tonsillenabszeß entfernt, so wird damit ein nie wieder gut zu machender Schaden verursacht. Denn die Entzündungsbakterien befinden sich ja auch im retrotonsillären Gewebe (in der hinter den Tonsillen liegenden Schleimhaut und im hinter dieser Schleimhaut liegenden Gewebe)!

Werden sie nicht vor der Mandelentfernung vernichtet, so ist das nachher nicht mehr möglich, da mit den Tonsillenlamellen das lokale Mandellymphgewebe fortgerissen wurde. Dann muß das systemische (ganzheitliche) Lymphsystem eingreifen. Dieses wirkt jedoch viel schwächer als das lokale Lymphgewebe der Tonsillenlamellen! Und es kann in den meisten Fällen die dort eingenisteten Bakterien nicht vernichten, die dann unter Umständen ein Leben lang dort bleiben und ihre Gifte in den Körper streuen.

Wenn also aufgrund von Immunschwächen immer wieder Tonsillarabszesse auftreten, und die Tonsillen wirklich entfernt werden müssen, dann dürfen sie nur nach erfolgreicher Tonsillarabszeßtherapie entfernt werden! Und nachher muß das Operationsgebiet (mit der Bioresonanztherapie) nachbehandelt werden, sonst wird jeder kleinste Infekt den Patienten immer wieder »umwerfen«. Das retrotonsilläre Gewebe bleibt (nach einer »erfolgreichen« Tonsillektomie und nach einer »erfolgreichen« Tonsillarabszeßentfernung) ein ständiger Infektionsherd, der bei jeder kleinen Infektion und bei jedem kleinen Halsschmerz energetisch behandelt werden muß. Auch sollte der Zustand des retrotonsillären Raums einmal jährlich untersucht und gegebenenfalls therapiert werden, um fokaltoxische Belastungen des Körpers zu verhindern.

Fallbeispiel: retrotonsillärer Abszeß

Sch. W., männlich, 52 J.

Seit 9 Jahren litt der Patient an Schmerzen unter dem linken Schulterblatt, verstärkt seit zwei Jahren. Diese Schmerzen strahlten wie ein Gürtel bis zum Brustbein aus. Verspannungen der Nackenmuskulatur wirkten sich als Kopfschmerzen aus. Auch die linke Hüfte tat immer sehr weh. Alle Schmerzen traten in unregelmäßigen Abständen auf, und auch ihre Stärke war sehr wechselhaft.

Keine Behandlung konnte diese Schmerzen beheben, die Physiotherapie nicht, die Neuraltherapie nicht und auch die Bioresonanztherapie nicht.

Vor sechs Jahren bekam der Patient aufgrund pektanginöser Herzbeschwerden einen Bypass (siehe Glossar) gelegt. Von dieser für ihn sehr belastenden Operation hat er sich nie wieder richtig erholt. Er ist danach nie wieder richtig fit geworden.

Im vorigen Jahr wurde Amalgam aus den Zähnen ausgebohrt. Die bioenergetische Testung fand einen mustergültigen retrotonsillären Abszeß mit Streptokokkus-hämolyticus-Belastung. Dieser wurde unterhalten von einer immer noch wirkenden rückvergiftenden Scharlachbelastung. Die Bakterien streuten zum Herzen hin und zu den Gelenken, auch zum Warzenfortsatz (Mastoid), zum Mittelohr und zur Kiefernhöhle (Sinus maxillaris). In den Kopf-Hals-Lymphbahnen befanden sich alle möglichen Streptokokken und Staphylokokken sowie andere pathogene Bakterien.

Eine zweite starke Belastungsquelle waren die Weisheitszähne, die ebenfalls energetisch auf die Rachenmandeln und auf das Herz einwirkten. Es lagen auch allergische Reaktionen auf Weizen und Hühnerei sowie Hefe vor. Zusätzlich trugen Amalgambelastungen der Zähne zum Krankheitsbild bei. Das darmständige Immunsystem war blockiert.

Die Therapie begann mit einer Wiederherstellung der vollen Funktionsfähigkeit des Darmwandlymphatikums. Dann wurden die Kopf-Hals-Lymphbahnen behandelt und die Weisheitszähne gezogen, um Belastungen zu verringern. Und schließlich wurde unter intensivem Herzschutz der Knackpunkt des ganzen Krankheitsgeschehens in Angriff genommen: der Tonsillarabszeß. Wenn er bereinigt ist, können die übrigen Herde angegangen werden: das Mastoid und der Sinus maxillaris. Damit sind die pathogenen Bakterien eliminiert. Zum Schluß wurde noch die Gebißsanierung durchgeführt.

Inzwischen sind die Schmerzen vergangen. Und der Patient hat auch die Bypassoperation überwunden. Er fühlt sich wieder wohl und ist körperlich, seelisch und geistig fit.

Die Zähne

Bevor Sie in das Thema »Zähne« einsteigen, müssen wir betonen, dass die Zahnmedizin seit der ersten Auflage dieses Buches beachtliche Fortschritte hinsichtlich der Körperverträglichkeit (Biokompatibilität) ihrer Materialien und Methoden gemacht hat. Die Industrie hat sich sehr bemüht, den gewachsenen Ansprüchen sowohl der Patienten als auch der Zahnärzte nach verträglichen Werkstoffen gerecht zu werden. Durch zahlreiche Weiter- und Neuentwicklungen in Materialien und Techniken haben die Zahnärzte heute wesentlich verbesserte therapeutische Möglichkeiten, die vor 10 Jahren kaum vorstellbar waren. Dies betrifft auch die Vorsorge.

Zahn-Organ-Zahn-Beziehungen

Wenn mit den Zähnen etwas nicht in Ordnung ist, geht man zum Zahnarzt. Das ist natürlich richtig. Aber gleichzeitig kann durch die Hinwendung zu diesem Spezialisten leicht der Eindruck entstehen, dass die Zähne etwas Isoliertes seien, das mit dem übrigen Körper nichts zu tun habe.

In Wirklichkeit sind die Zähne natürlich wie jedes andere Gewebe oder Organ in den Gesamtorganismus eingebettet. Jeder Zahn steht mit seinem ihn umgebenden Gewebe sowie mit räumlich entfernteren Geweben und Organen in Verbindung und Wechselwirkung.

So stehen z. B. die acht Frontzähne mit den Nieren, der Blase und den Keimdrüsen in Verbindung (dadurch auch mit dem Hormonsystem), ebenso mit den Stirnhöhlen, den Keilbeinhöhlen und den Rachenmandeln und im Rahmen des beschriebenen Elements »Wasser« auch direkt mit dem Lymphmeridian und dem Allergiemeridian. Dadurch kann beispielsweise ein toter (devitaler) Frontzahn durch Eiweißzerfallsprodukte auf die Nieren, die Blase oder das Genital wirken und dort akute oder chronische Entzündungen verursachen, die nur dann erfolgreich therapiert werden können, wenn die Ursache im Zahnbereich behoben wird.

Ein anderes Beispiel sind die Wechselbeziehungen der vier Weisheitszähne mit ihren zugeordneten Organen. Sie stehen wie schon beschrieben in Beziehung zum Herzen, zum Hormonsystem, zu den Zungenmandeln. Als Teil des Elements »Feuer« haben sie einen direkten Bezug zum Dünndarmmeridian und zum Kreislaufmeridian. So ist in Kreisen biologisch arbeitender Zahnärzte bekannt, dass ein Herzinfarkt sehr oft die langfristige Folge eines verlagerten oder anderweitig gestörten Weisheitszahns ist. Auf den hormonellen Aspekt der Weisheitszähne sind wir bereits ausführlich in Kapitel 3 eingegangen.

Sie sehen, ein »kranker« Zahn und sein ihn unmittelbar umgebendes Gewebe (Odonton) können auf spezifische, dem Zahn zugeordnete Gewebe und Organe einwirken. Im Rahmen der 5-Elemente-Lehre kann jedoch jedes Organ auf jedes der anderen Organe einwirken. Dadurch kann ein krankes Odonton auch indirekt auf fast jedes Organ einwirken. Diese indirekten Einwirkungen sind allerdings seltener (und schwieriger zu diagnostizieren) als die direkten.*

Aber es gibt nicht nur einseitige Wirkungen von Odontonen auf die Gewebe und Organe, sondern Gewebe und Organe können ihrerseits auch auf die Zähne wirken. So kann z. B. ein chronisch gestörter Darm langfristig zu Störungen des Zahnmarks (Pulpa) der unteren Backenzähne (Molaren) und der oberen Vorbackenzähne (Prämolaren) führen.

Auch allgemeine Störungen des Organismus können auf die Zähne zurückwirken. So können z. B. Nahrungsmittelallergien Parodontose begünstigen.

Inzwischen sind wir sogar in der Lage, anhand einer Röntgen-Übersichtsaufnahme (OPG) die Art einer Lebensmittelallergie zu erkennen sowie deren weitergehende Auswirkung. Beobachten wir z. B. eine Parodontitis (Zahnfleischentzündung und Knochenabbau) im Backenzahnbereich (Zähne 6 und 7) des Oberkiefers, so können wir davon ausgehen, dass bei diesem Patienten eine Kuhmilcheiweißallergie vorherrscht. Stellen wir weiterhin fest, dass er zusätzlich einen Knochenabbau in der Oberkiefer- und Unterkieferfront hat, liegt gleichzeitig eine Belastung des Blasen- und Nierenmeridians vor. Ist hingegen festzustellen, dass der Knochenabbau sich über den gesamten Zahnbereich erstreckt, müssen wir davon ausgehen, dass wir es mit einer generalisierten Belastung, vor allem des gesamten Bindegewebes, zu tun haben. Letztendlich führt die Schwächung der Nebennieren und der daraus folgende endogene Kortisonmangel zu dieser Bindegewebsschwäche.

* Zum besseren Verständnis empfehlen wir Ihnen, noch einmal die Schautafel für die Organ-Zahn-Beziehungen auf der Seite 76 zu benutzen.

Anders sieht es aus, wenn wir lediglich einen Knochenabbau im Bereich der Eckzähne erkennen. Hier haben wir es offensichtlich mit einer Weizen- bzw. Glutenallergie zu tun. Die Eckzähne liegen auf dem Leber-Galle-Meridian. Kommt es infolge einer latenten Vergiftung zu einer Leberbelastung, so reagiert der dazugehörige Zahn mit.

Aber auch Bestandteile des Weizens, wie Gliadin (Kleber des Weizens) und Buchweizen sowie Dinkel können zu derartigen Symptomen führen.

Um es vorwegzunehmen: Eine Parodontitisbehandlung, und sei sie schulmedizinisch noch so systematisch durchgeführt, kann in diesen Fällen zu keinem langfristigen Erfolg führen. Vielmehr muß dieser unumgänglichen Behandlung unbedingt eine systemische Behandlung, also eine Behandlung des Organismus, zugeschaltet werden. Diese hat als Voraussetzung die Darmsanierung und die Sicherstellung der Ausleitungsfähigkeit der Nieren, Blase, Haut, Schleimhaut, des Lymphsystems und der Leber. Ferner ist eine Reduzierung des allergischen Potentials der einzelnen Allergene durch bioenergetische Verfahren zwingend erforderlich.

Dennoch ist eine systematische Parodontitis-Behandlung unerlässlich. Sie erfordert sowohl vom Zahnarzt als auch vom Patienten ein starkes Engagement, damit die Therapie erfolgreich sein kann. Der Patient muss verstehen, dass die mikrobielle Plaque nicht schicksalhaft ist, dass sie aber für die Parodontitis hauptverantwortlich ist. Während der Vorbehandlung muß der Patient lernen, die Plaques durch die vorgeschriebene Mundpflege zu entfernen. Auch sollte besonders bei weit fortgeschrittenen komplizierten Parodontitiden klar sein, dass die Gesamtbehandlung langwierig, mitunter für beide Seiten mühsam und möglicherweise für den Patienten kostspielig sein kann. Andererseits können der heutige Wissensstand und die vorhandenen Therapiekonzepte mit großer Sicherheit zum Erfolg führen, d. h. zu oraler Gesundheit und oralem Wohlbefinden. Voraussetzung ist allerdings die aktive und konsequente Mitarbeit des Patienten. Sie als Patient sollten sich bewusst machen, dass durch die Entzündung des Zahnfleisches der Zahnhalteapparat zu Grunde geht und die Zähne dann ausfallen. Dies ist völlig unnötig, denn Sie verlieren im Grunde genommen völlig gesunde Zähne.

Die Diagnose von Zahn-Organ-Wechselbeziehungen stellt der Therapeut aufgrund seines Wissens um die ganzheitlichen Zusammenhänge im Organismus oder aufgrund von bioenergetischen Testungen. Hierbei wird im Rahmen der vernetzten Testtechnik an bestimmten Punkten des Lymphmeridians geprüft, welche Zähne wodurch belastet sind. Dieses kann mit entsprechenden Testampullen ermittelt werden, z. B. mit der Testampulle »Zahngranulom«.

Danach kann an den Akupunkturpunkten der vermutlich betroffenen Meridiane festgestellt werden, ob der Zahnschaden Auswirkungen auf die dem Zahn zugeordneten Organe hat, d. h., ob eine bestehende Organerkrankung durch die Zähne bedingt, also ursächlich auf eine Erkrankung der Zähne zurückzuführen ist.

Ein Beispiel: Ein Therapeut findet bei einem Patienten durch die Testung eine Leberbelastung. Durch eine weitere Testung kann er prüfen, ob diese Belastung von der Amalgamfüllung des zugeordneten oberen Eckzahns herrührt.

Therapeutisch kann diese Belastung durch Entfernung des Amalgams aufgehoben werden; die Entgiftungsfunktion der Leber wird entlastet und steht anderen Toxinen zur Verfügung, was sich wiederum ganzkörperlich positiv auswirkt.

Belastungen durch Zahnmaterialien

Zahnmaterialien können beim Menschen nervliche, allergische oder toxisch bedingte Reaktionen hervorrufen. Deswegen ist es zweckmäßig, Zahnmaterialien auf ihre Verträglichkeit zu prüfen, und zwar sowohl bereits im Mund befindliche Materialien als auch noch für die Einbringung vorgesehene Werkstoffe. Die dazu notwendigen Testungen können mit bioenergetischen Testverfahren und den entsprechenden Testampullen erfolgen. Als Ergebnis wissen Patient und Therapeut schon vor der Einbringung, ob das Zahnmaterial für den Patienten verträglich ist oder nicht.

Die häufigsten Belastungen werden verursacht durch minderwertige Legierungen und deren unverträgliche Bestandteile, z. B. Quecksilber im Amalgam, Palladium, Kupfer, Silber, Zinn, Nickel, Gallium, Indium, Chrom, Kobalt und Molybdän.

Das am heftigsten diskutierte Zahnmaterial ist Amalgam. Bei Amalgam handelt es sich um eine Verbindung von mindestens 50 % Quecksilber mit anderen Metallen, in der Regel gut 30 % Silber und der Rest Kupfer, Zinn, Zink und andere Materialien.

Quecksilber ist nach der Weltgesundheitsorganisation (WHO, World Health Organization) das Umweltgift Nr. 1. Es wirkt in erster Linie auf das Nerven- und Immunsystem. Als Zahnmaterial verursacht es nach den Erfahrungen biologisch arbeitender Zahnärztinnen und Zahnärzte eine schier endlose Palette besonders chronischer Schäden.

Die Symptome, die dabei hervorgerufen werden können, sind zumeist allgemeiner Art und können auch durch andere Ursachen auftreten. Deswegen ist ihre Anerkennung als amalgambedingt so schwierig.

Einige der wichtigsten Symptome sind Allergien, Bauchschmerzen, Dickdarmgeschwüre, Elektrosensibilität, Energielosigkeit, Haarausfall, Herzrhythmusstörungen, Immunschwäche, Konzentrationsstörungen, Kopfschmerzen, Lernschwäche, multiple Sklerose, Parkinsonismus, psychische Störungen, Rheuma, Schwindel, Tinnitus und Zahnfleischentzündungen. Besonders tiefgreifend sind die psychisch bedingten Störungen durch Amalgam.

Die Symptome können bei allergischen und toxisch bedingten Reaktionen sehr ähnlich sein, ihre unterschiedliche Ursache (die unterschiedliche Therapien bedingt) kann mit bioenergetischen Testverfahren eruiert werden.

Es gab einmal einen Spruch, dass jeder gute Katholik, der jeden Freitag 200 g Fisch ißt, viel mehr Quecksilber aufnimmt als von seinen Amalgamfüllungen die ganze Woche lang. Diese Behauptung hat sich als nicht haltbar erwiesen. Inzwischen ist nachgewiesen, dass mit steigender Zahl von Amalgamfüllungen auch die Quecksilberkonzentration im Organismus steigt. So zeigte sich in Untersuchungen, dass bei Personen mit hoher Zahl von Amalgamfüllungen die Konzentration von Quecksilber in der Leber, den Nieren und im Gehirn zum Teil 20mal so hoch lag wie bei Personen ohne Amalgamfüllungen.

Weiter wurde festgestellt, dass die Konzentration von Silber in der Großhirnrinde ebenfalls abhängig ist von der Zahl der Amalgamfüllungen im Mund. Das bedeutet, dass Amalgamfüllungen nicht nur Quecksilber abgeben, sondern auch Silber.

Überraschend bei diesen Untersuchungen war jedoch, dass hohe Konzentrationen von Quecksilber nicht nur bei Trägern von Amalgamfüllungen festgestellt wurden, sondern auch bei Kleinkindern und Föten, deren Mütter mit Amalgamfüllungen versorgt waren. Ferner fand man heraus, dass die Quecksilberkonzentration bei diesen ungeborenen Kindern zum Teil um ein Vielfaches höher war als bei Erwachsenen ohne Amalgamfüllungen. Die Konzentration lag hierbei in der Leber deutlich höher als in den Nieren.

Ein genau entgegengesetztes Konzentrationsgefälle ist hingegen bei Erwachsenen zu beobachten. Der Grund dafür ist, dass im vorgeburtlichen Stadium der Organismus nicht in gleicher Weise durchblutet ist wie nach der Geburt. Vielmehr wird das Quecksilber in der Leber als Toxin gespeichert und somit verhindert, dass dieses Gift an andere Organe – wie Nieren und Gehirn – abgegeben wird. Im Augenblick der Geburt wird nun die Leber stark durchblutet, und es kommt zur Quecksilberfreisetzung. Wenn dieses Quecksilber nun in die kleinen Nieren des Säuglings gelangt, wird es hier erneut festgehalten, wodurch sich unter anderem die hohe Quecksilberkonzentration der Nieren des Säuglings kurz nach der Geburt erklärt.

Es ist somit eindeutig, dass Amalgam über den Mutterkuchen in den Körper des ungeborenen Kindes gelangt. Inwieweit eine nachgeburtliche Quecksilberbelastung durch die Muttermilch eine Rolle spielt, ist noch nicht abschließend geklärt, jedoch wahrscheinlich.

Die Wege, auf denen Amalgam von den Zähnen langsam in den Organismus gelangt, sollen hier nur kurz aufgeführt werden:

- durch Abrieb beim Kauen,
- durch die Mundwärme (als Metalldämpfe),
- durch saure Speisen, die Quecksilberpartikel aus der Oberfläche der Amalgamfüllungen herauslösen,
- durch heiße Getränke und Speisen,
- durch biochemische Reaktionen bei Tabakrauch,
- durch »Hineinsickern« des Amalgams in die Dentinkanälchen des Zahns und dann weiter in den Kieferknochen (siehe Abbildung Seite 153),
- durch Verschleppung molekularen Amalgams mit dem Speichel in den Magen-Darm-Trakt und weiter in das Blut sowie in Gehirn (z. B. in die Hypophyse), Leber, Nieren, Nebennieren, Keimdrüsen, Bauchspeicheldrüse, Herz, Nerven und Hormonsystem.

Im Zuge der Methylierung (siehe Glossar) wird anorganisches Quecksilber in organisches umgewandelt. Es hat sich gezeigt, dass dieses organische Quecksilber 1000mal giftiger ist als anorganisches.

Weiterhin ist aber noch zu beachten, dass Zinn, das zumeist auch im

Amalgam ist, 10mal giftiger ist als organisches Quecksilber. Auch hier findet eine Methylierung statt, so dass durch diese Potenzierung organisches Zinn 10 000mal giftiger ist als anorganisches Quecksilber.

Zusätzlich ist das stark korrosive Verhalten von Silber und Kupfer zu beachten. Wenn Sie einmal ein Ei mit einem Silberlöffel gegessen haben, kennen Sie den Effekt: Der Löffel läuft sofort an (er korrodiert). Und der Grünspan auf dem Dach Ihres Kirchturms ist korrodiertes Kupfer. Würden Sie gerne Grünspan in Ihrem Mund haben?

Eine besondere Problematik besteht, wenn Patientinnen zusätzlich zu den Amalgamfüllungen der Zähne eine Kupferspirale zur Empfängnisverhütung tragen. Durch die katalytische Wechselwirkung entstehen galvanische Ströme zwischen den Amalgamfüllungen und der Kupferspirale, also den ganzen Körper hindurch. Dieses hat gravierende molekulare und energetische Auswirkungen auf den Organismus. Wenn dann noch der Körper mit minderwertigen Mineralien überschwemmt ist, stärkeren geopathischen oder Elektrosmog-Belastungen ausgesetzt ist, wirkt sich dies noch um ein Vielfaches dramatischer für den Patienten aus. Man kann sogar sagen, dass die Amalgamproblematik durch das Vorhandensein einer Kupferspirale noch einmal um ein Vielfaches verstärkt wird.

Hinsichtlich der Wirkungen des Amalgams ist zu beachten: Je mehr Amalgamfüllungen und je größer die in die Zähne eingebrachte Amalgammenge, desto größer ist die Belastung für den Organismus. Wie diese Belastungen verkraftet werden können, hängt dann von der individuellen Reaktions-, Regulations- und Kompensationsfähigkeit ab.

Aufgrund der Folgeschäden durch Amalgam bzw. Quecksilber haben Länder wie Japan und Schweden die Verwendung von Amalgam verboten. In Deutschland haben die seinerzeitigen Hauptproduzenten von Amalgam ihre Produktion eingestellt. Inzwischen ist selbst das Bundesinstitut für Arzneimittel und Medizinprodukte (BIAM) der Meinung, dass Schwangeren und Kleinkindern bis zum sechsten Lebensjahr kein Amalgam eingesetzt werden sollte. Damit hat das BIAM zumindest eine Teilanerkenntnis der Gefährlichkeit des Amalgams geleistet.

Darüber hinaus gibt es aber noch zahlreiche Werkstoffe, die ebenfalls zumindest als bedenklich einzustufen sind. Hierzu zählt in erster Linie das Palladium. Die toxischen Wirkungen von Palladium und seinen Salzen wurden in Tierexperimenten untersucht und beschrieben. So erkrankten Mäuse bei lebenslanger Zufuhr von 5 ppm Palladiumchlorid im Trinkwasser doppelt so häufig an Krebs wie unbehandelte Kontrolltiere. Weiter wurde bei Laborversuchen die enzymhemmende Wirkung bei Mensch und Tier nachgewiesen.

Aber auch in der bioenergetischen Testung ist es einem erfahrenen Diagnostiker möglich, die Unverträglichkeit dieses Werkstoffs nachzuweisen. Nach unseren Erfahrungen lag die Zahl der Patienten, die Palladium tolerierten, deutlich in der Minderheit. Vielmehr zeigte sich, dass eine Kombination aus Amalgam und Palladium zu gravierenden gesundheitlichen Beeinträchtigungen führte, deren Symptomspektrum ebenso breit gefächert war wie bei reinen Amalgambelastungen.

Nach neueren Untersuchungen namhafter Werkstoffkundler gibt es bei in der Zahnheilkunde eingesetzten Metallen vier Hauptproblembereiche:

- die galvanisierende Wirkung im Kombination mit einer Übermineralisierung,
- die Korrosion,
- die Antennenwirkung,
- die Handies und die Kumulation der Handies mit anderen Elektrosmogbelastungen.

Bei einem galvanischen Element entsteht eine elektrische Spannung, gleich einer Batterie. Immer dann, wenn zwei unterschiedliche Metalle von einer Elektrolytlösung umspült werden, wandern Ionen vom minderwertigen Metall zum höherwertigen. Die Wertigkeit richtet sich nach der Stellung des Metalls in der Spannungsreihe der Elemente.

Während der Korrosion verändert sich die Oberfläche des Metalls wegen chemischer Einwirkungen. Es kommt hier zum sogenannten »Lochfraß«. Die niedrigste Korrosionsrate weisen hochgoldhaltige Legierungen auf. Palladiumbasislegierungen des Typs Palladium-Silber, goldreduzierte Legierungen, Silberbasislegierungen, Kobaltbasislegierungen und Nickelbasislegierungen hingegen zeigen ein recht hohes Korrosionsverhalten. Legierungen mit hohem Kupfer- und Silberanteil korrodieren stärker als vergleichbare Legierungen mit reduziertem Anteil dieser beiden Metalle.

Generell schlecht schneiden Dentallote (siehe Glossar) ab. Daher sollten Lötungen an prothetischen (siehe Glossar) Arbeiten auf das absolut unvermeidbare Maß reduziert werden.

Weiterhin ist grundsätzlich zu beachten, dass Nickel und Palladium kreuzallergisch reagieren. Das bedeutet, wenn eine Allergie auf Nickel vorliegt, so ist auch eine Allergie auf Palladium zu erwarten und umgekehrt. Bekanntermaßen sind Nickelallergien stark verbreitet (Modeschmuckallergie), die Allergien auf Palladium zeigen eine steigende Tendenz.

Metalle im Mund wirken wie Antennen für elektromagnetische Felder der Umwelt. Sie können diese Ströme aufnehmen und an das Gehirn weiterleiten, z. B. an die Hypophyse und an die Epiphyse. Besonders die gepulsten Signale der Mobiltelefone führen zu einer Eröffnung der physiologischen Blut-Hirnschranke, wodurch sich die toxischen Substanzen des Blutes in das Gehirnwasser ausbreiten können. Dieses wirkt verstärkend.

Selbst hochwertige Legierungen (mit mehr als 98 % Gold und Platin) können Unverträglichkeiten hervorrufen. Es ist anzunehmen, dass die zunehmende Unverträglichkeit von Platin und auch Palladium durch die Katalysatortechnik unserer geliebten »fahrbaren Untersätze« hervorgerufen wird. In solchen Fällen können Zahnärzte auf reines Titan oder seit neuestem auf eine metallfreie Versorgung der Zähne zurückzugreifen. (Aber auch andere zahnärztliche Werkstoffe können zu Belastungen des Organismus führen! Dies sollte ausgetestet werden.)

In diesem Zusammenhang muß einmal betont werden, dass in keiner anderen ärztlichen Disziplin derartig unkontrolliert mit unterschiedlichen Materialien gearbeitet wird und diese auch noch in den Organismus eingepflanzt werden! Vielfach unterliegen diese Werkstoffe weder einer Arzneimittelverordnung noch anderen gesetzlichen Bestimmungen.

So wurde bis vor ca. 15 Jahren noch Arsen benutzt, um einen entzündlichen Zahnnerv (Pulpa) abzutöten. Arsen wird als »König der Gifte« bezeichnet und gilt heute noch als ein wichtiges Mordgift! (Gewisse zwischenmenschliche Probleme ließen sich somit auch zahnärztlich lösen – was natürlich keine Anregung sein soll, sondern nur die Problematik der Zahnfüllungen verdeutlichen soll.)

Konnte man bislang zu recht sagen, dass ein wurzelgefüllter Zahn nur in 50–60 % der Fälle mittelfristig zu erhalten sei und er darüber hinaus eine Beherdung für den Körper darstellen kann, so gibt es inzwischen die Möglichkeit, Wurzelfüllungen herzustellen, die einen Zahn langfristig erhalten und zudem eine Herdwirkung verhindern.

Wurzelkanalbehandlungen werden nach der bisherigen Methode quasi im »Blindflug« durchgeführt. Der Zahnarzt weiß eigentlich gar nicht, was er wirklich tut. Die Wurzelkanäle sind nämlich so klein, dass er gar nicht in der Lage ist, herauszufinden, ob die Kanäle nach wiederholtem Reinigen mit speziellen Wurzelkanalinstrumenten wirklich sauber sind.

Zudem war es dem Zahnarzt bislang nicht möglich, Ramifikationen (Nebenverästelungen des Hauptwurzelkanals) zu reinigen. Ferner passierte es immer wieder, dass gerade bei oberen Backenzähnen ein vierter Kanal unentdeckt blieb, da er so klein ist, dass er mit dem »unbewaffneten« Auge nicht gesehen werden kann. In diesen Nebenverästelungen des Hauptwurzelkanals und unentdeckten Kanälen verbleiben abgestorbene Eiweiße, auch Eiweißzerfallsprodukte genannt. Von diesen gehen regelrechte Leichengifte aus, die sich als Herd (medizinisch: odontogene Fokaltoxikose) auf den ganzen Körper auswirken können.

Besonders bei chronischen Erkrankungen können Zahnherde das chronische Geschehen miterzeugen oder aufrechterhalten. Zahnherde bewirken neben Herz- und Nierenerkrankungen vor allem Störungen des Autoimmunsystems. Darum bleibt bei chronisch kranken Patienten häufig nur die Konsequenz, diese toten Zähne zu entfernen.

Das neue Verfahren der Wurzelkanalbehandlung, das von Dr. Clifford Ruddle aus Santa Barbara, Kalifornien, entscheidend weiterentwickelt wurde, geht nun folgenden Weg:

Zunächst wird unter einem Operationsmikroskop die Zahnhöhle mit den darunterliegenden Wurzelkanälen dargestellt. Mit Hilfe dieses Mikroskops kann man in alle Winkel des Pulpenkavums blicken. Dabei können auch scheinbar verborgene Wurzelkanäle erkannt werden. Diese Kanäle werden nun auf die Behandlung vorbereitet. Wenn die Vorbereitung abgeschlossen ist, kann man mit dem Operationsmikroskop – vor allem bei geraden Kanälen -bis zur Wurzelspitze blicken. Man kann exakt kontrollieren, ob die Kanäle wirklich sauber sind; denn das primär Entscheidende ist nicht, was der Zahnarzt in den Kanal hineinfüllt, sondern was er zuvor heraus geholt hat.

Anschließend werden unter Ultraschallanwendung die Kanäle nochmals gereinigt, mit Chlorhexidin, EDTA und Natriumhypochlorid. Hierbei werden auch die Nebenverästelungen der Wurzelkanäle erreicht und die Eiweißzerfallsprodukte werden auch aus diesen Bereichen herausgelöst. Abschließend werden die Wurzelkanäle thermoplastisch gefüllt. Das bedeutet, dass das Wurzelfüllmaterial in heißem Zustand in die Kanäle eingebracht und fest verstopft wird. Ein zusätzlich verwendeter Sealer, der sich nach dem Aushärten leicht ausdehnt und sich dadurch in die Nebenverästerlungen hineinpresst, wird vorab in die Kanäle gegeben. Dadurch sind sämtliche Hohlräume ausgefüllt. Es können sich keine schädlichen Fäulnisprozesse mehr entwickeln. Zum Schluß wird der Zahn mit Materialien verschlossen, die am Dentin (= Zahnbein) und Zahnschmelz anhaften.

Diese neue Art der Wurzelkanalbehandlung ist zwar recht aufwendig, sie hat aber den Vorteil, dass eine Wurzelkanalbehandlung häufig in einer einzigen Sitzung komplett durchgeführt werden kann. (Die sogenannten medikamentösen Einlagen sind dann in den allermeisten Fällen überflüssig; sie verlängern die Behandlungsdauer unnötig.)

Bei dieser neuen Methode ist es auch in vielen Fällen möglich, alte Wurzelfüllungen aus den Kanälen zu entfernen und sie durch neue Wurzelfüllungen zu ersetzen. Dadurch können beherdete Zähne zum Abheilen gebracht werden. Natürlich gehört zu einer solchen hochwertigen Wurzelfüllung ein erheblicher apparativer und zeitlicher Aufwand, der sich unweigerlich auch im Preis niederschlägt.

Die Erfahrung zeigte, dass Knochenentzündungen im Wurzelspitzenbereich (apikale Ostitiden) mit Hilfe dieser Technik im Laufe eines halben Jahres vollständig abheilten; die Knochenentzündungen konnten gestoppt werden. Dadurch sind in den meisten Fällen auch operative Wurzelspitzenresektionen unnötig.

Zahnherde (odontogene Fokaltoxikosen)

Neben unverträglichen Zahnmaterialien können auch ein Zahn selbst und das ihn umgebende Gewebe eine Belastung für den Körper darstellen. Im Teil »Fokaltoxikosen« wurde bereits beschrieben, dass diese Herde Substanzen und ihre Schwingungen im Organismus ausstreuen. Dies geschieht, wenn der den »Herd« umgebende Abwehrwall aufgrund einer Schwächung durchbrochen wird. Als Herde, die ihren Ursprung im Zahn-, Mund- und Kieferbereich haben, sind tote Zähne, Zysten, verlagerte Zähne, Knochenentzündungen, Fremdkörpereinschlüsse und Kiefergelenkserkrankungen anzusehen, um nur einige zu nennen.

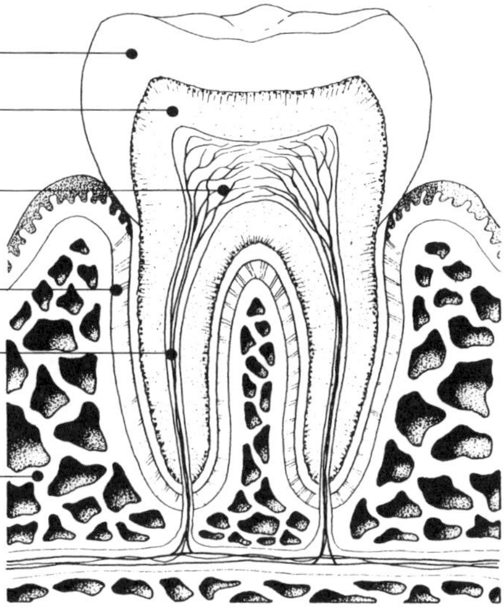

Eine überaus bedeutende fokaltoxische Wirkung können die Weisheitszähne ausüben. Der Satz »Kein Herzinfarkt ohne Weisheitszahnbeteiligung« findet immer wieder seine Bestätigung. Der Mitautor Dr. Schmedtmann fand dies in seiner 20jährigen Tätigkeit als ganzheitlich arbeitender Zahnarzt immer wieder bestätigt.

Ein Blick auf das Schema der 5er-Lehre auf Seite 72 wird Ihnen zeigen, dass die Weisheitszähne mit dem Herzen in energetischer Verbindung stehen. Besonders Männer reagieren mit dem linken unteren Weisheitszahn besonders sensibel, Frauen sind eher durch den rechten unteren Weisheitszahn belastet (in Richtung auf ihr Hormonsystem). Nur etwa 10 % der Patienten Dr. Schmedtmanns hatten symptomfreie Weisheitszähne.

Aber auch nach durchgeführter Entfernung der Weisheitszähne traten in ihrer Umgebung Probleme auf, wenn das umgebende Zahnsäckchen nicht vollständig entfernt wurde oder aber sich in diesem Gebiet eine chronische Entzündung manifestierte.

Um das Thema der Fokaltoxikosen abzuschließen, sei noch erwähnt, dass auch Fremdkörpereinschlüsse, welcher Art auch immer, zu Störungen führen können. Der häufigste zu beobachtende Fremdkörper ist hierbei Amalgam, welches zum Beispiel nach einer Zahnextraktion unbemerkt in das leere Zahnfach (Alveole) gefallen ist oder im Zuge einer Wurzelspitzenresektion (chirurgische Kappung der Wurzelspitze) im Knochen verbleibt.

Leider wurden bis vor wenigen Jahren Wurzelspitzenresektionen mit sogenannten retrograden Amalgamfüllungen durchgeführt. Hierbei wurde nach Entfernung der Wurzelspitze Amalgam durch das Knochenloch in den unteren Teil des verbliebenen Zahns gefüllt. Dies bedeutet, dass das Amalgam direkten Kontakt zum Knochen bekommt und somit in einem stark durchbluteten Gewebe durch biochemische Reaktionen und bioenergetische Schwingungen seine volle Giftigkeit verbreiten kann. Aber auch Silberstifte wurden für den Verschluß der Wurzelspitze im Rahmen einer Wurzelspitzenresektion verwendet. Auch dieses Silber, und sei es noch so edel (z. B. Sterlingsilber), zeigte seine fokaltoxische Wirkung. Sichtbar wird die Korrosion von Silber durch eine dunkle bis schwarze Verfärbung der umgebenden Schleimhaut.

Die Therapie

Soll eine ganzheitliche Gebißsanierung vorgenommen werden, so sollte sie im Sinne einer komplexen Wiederherstellung der Kaufunktion stattfinden. Hierzu gehört zum einen die Befreiung des Patienten von unverträglichen und störenden Werkstoffen, zum anderen die operative Sanierung belasteter Knochenbereiche. Alle diese Sanierungen müssen unter allen Umständen ganzheitsmedizinisch vorbereitet werden.

Hierzu gehört die erfolgreich abgeschlossene Vorbereitung der wichtigsten Ausleitungsorgane Darm, Nieren, Blase, Haut, Schleimhaut, des Lymphsystems und der Leber. In der Praxis wird dies mit Hilfe der vernetzten Testtechnik durchgeführt. Jede Sanierungssitzung wird im einzelnen ganzheitsmedizinisch vor-, begleit- und nachbehandelt.

Amalgamsanierungen müssen unter größter Schonung durchgeführt werden. Es ist unter allen Umständen zu vermeiden, dass dieses giftige Material beim Herausbohren mit der Schleimhaut in Berührung kommt. Hierfür eignet sich die Verwendung eines speziellen Kastensaugers, der dafür sorgt, dass die herausgebohrten Amalgamspäne direkt vom Sauger aufgenommen werden. Vom Zahnarzt sollte bei der Amalgamentfernung weder eine Turbine noch ein Diamantbohrer verwendet werden, da bei deren Benutzung leicht resorbierbarer Amalgamschlamm entsteht. Für die Amalgamentfernung eignen sich am besten schnellaufende mikromotorgetriebene Winkelstücke und Hartmetallfräsen. Auf Rosenbohrer zur Kariesentfernung kann nach wie vor nicht verzichtet werden.

Die Füllungstherapie hat in den letzten Jahren hinsichtlich ihrer Verträglichkeit (Biokompatibilität) beachtliche Fortschritte erzielt. So sollte heute nach der Kariesentfernung mit Kariesdetektoren überprüft werden, dass keine Karies in den Zähnen (in der Kavität) verblieben ist. Erst wenn sichergestellt ist, dass keine Karies mehr vorhanden ist, kann mit der Füllungslegung begonnen werden. Diese erfolgt in einer modernen Praxis dentinadhäsiv. Das bedeutet, es entsteht zwischen dem Dentin (Zahnbein), dem Zahnschmelz und der Füllung eine nahezu unauflösliche Verbindung, die u. a. zur Folge hat, daß sich unter der Füllung keine Karies mehr bilden kann. Anschließend wird plastisches Füllungsmaterial, das einer plastischen Keramik gleichkommt, in die Kavität gegeben. Es ist inzwischen möglich, auch bei großem Substanzverlust Rekonstruktionen von stark zerstörten Zähnen vorzunehmen. Des weiteren kann bei kleinen bis mittelgroßen Defekten dentinadhäsiv auch eine definitive Füllung gelegt werden, die sehr hohen ästhetischen und funktionellen Ansprüchen gerecht wird.

Im Zuge der prothetischen Rekonstruktionen ist es inzwischen möglich, gänzlich auf Metalle zu verzichten. So stellt heute die Versorgung mit Zirkonoxyd eine nicht nur akzeptable, sondern eine zu bevorzugende Alternative zur metallkeramischen Rekonstruktion dar. Es zeigt sich nämlich, dass Zirkonoxyd weitaus belastungsfähiger ist als so manche Hochgoldlegierung und zudem eine sehr hohe Bioverträglichkeit aufweist.

Einer der größten Vorteile der metallfreien Versorgung ist, dass dadurch ein galvanisches Element im Munde der Patienten vermieden werden kann. Gerade im Zuge unserer Handy-Gesellschaft wirken nämlich Metalle im Mund wie Antennen im Körper und der inzwischen allseits bekannte Elektrosmog kann seine gesundheitsschädlichen Wirkungen nicht in dem Maße verbreiten, wie es bei Patienten mit Metallen im Munde möglich ist. Der gesundheitsfördernde Aspekt der metallfreien Versorgung liegt also auf der Hand. Zudem ist mit den metallfreien Versorgungen eine weitaus ästhetischere Versorgung möglich. Auch die soziale Komponente darf bei einer ganzheitlichen oralen Rekonstruktion nicht unterschätzt werden.

In Fällen chirurgischer Herdsanierung kann nahezu vollständig auf die Verwendung von Antibiotika verzichtet werden, wenn entsprechend vor-, begleit- und nachbehandelt wird. Auch ist durch diese Begleittherapie ist der Bedarf an Schmerzmitteln nach Operationen deutlich niedriger als üblich, ja oftmals kann darauf ganz verzichtet werden.

In der Regel wird zur Ausschaltung von Schmerzen beim Bohren oder bei Operationen eine Anästhesiespritze gegeben. Leider steigt die Zahl der chronisch kranken und hochallergischen Patienten, so dass zunehmend Patienten in die Praxis Dr. Schmedtmanns kommen, für die kein verträgliches Betäubungsmittel gefunden werden kann. Diesen Patienten kann mit Hilfe der Hypnose geholfen und somit eine schmerzfreie Behandlung ermöglicht werden. Darüber hinaus bietet diese von Milton Erickson entwickelte Methode die Möglichkeit, ängstlichen Patienten die zahnärztliche Behandlung nicht nur erträglich, sondern sogar zu einem angenehmen und unvergeßlichen Erlebnis zu machen. In Hypnose ist nicht nur schmerzfreies Bohren, sondern sind auch chirurgische Eingriffe möglich.

Im Zuge der geplanten zahnärztlichen Behandlung sollte tunlichst ein Protokoll über die zu verwendenden zahnärztlichen Materialien erstellt werden, um sicherzugehen, dass nicht erneut ein unverträglicher Fremdkörper in den Mund integriert wird. Denn wie bereits beschrieben, gibt es nahezu keinen zahnärztlichen Werkstoff, der von allen Patienten gleichermaßen vertragen wird. Gerade eine Brückenversorgung führt in der Oberkieferfront durch den Rückgang von Knochen und Schleimhaut zu ästhetischen und sprachtechnischen (phonetischen) Einbußen. Implantate dagegen helfen, diesen Knochenschwund aufzuhalten. Auch ist man heutzutage in der Lage, mit Hilfe der gesteuerten Geweberegeneration verlorengegangenen Knochen zum Teil wieder zurückzugewinnen.

Zum Schluß soll noch erwähnt werden, dass bestimmte Begleittherapien anderer Fachgebiete bei der Wiederherstellung der Kaufunktion durchaus hilfreich sind. So sind bestimmte Muskel- und Entspannungstherapien wie Cranio-Sakral-Therapie und Feldenkrais bei Muskelerkrankungen und streßbedingten Muskelverspannungen der Kopf-, Nacken- und Rückenmuskulatur sehr nützlich. Bei der Beurteilung von muskulären Kiefergelenkserkrankungen darf die Wirbelsäule nicht fehlen. Hier hat sich die Chirotherapie als unterstützende therapeutische Maßnahme bewährt.

Fallbeispiel:

M. S., weibl., 26 Jahre

Die Patientin litt seit zweieinhalb Jahren an einer chronischen Harnblasenentzündung mit gleichzeitiger Eierstockentzündung. Alle 14 Tage stellten sich Schmierblutungen ein. Sie hatte eine starke Gesichtsakne. Der röntgenologische Befund zeigte, dass alle vier Oberkieferfrontzähne wurzelgefüllt waren.

Der gesamte Bereich von Blase und Geschlechtsorganen hängt aufgrund der energetischen Organ-Zahn-Beziehungen mit den Frontzähnen von Ober- und Unterkiefer zusammen. Aufgrund ausführlicher bioenergetischer Testungen der Organ-Zahn-Beziehungen dieser Patientin konnte der behandelnde Zahnarzt feststellen, dass tatsächlich die Frontzähne des Oberkiefers eine ausstrahlende Herdwirkung ausübten, ferner weitere Zähne, die Beziehungen zum Magenmeridian, Milzmeridian, Bauchspeicheldrüsenmeridian und Herzmeridian haben.

Das bedeutete für die Patientin unglücklicherweise, dass die fokaltoxisch wirkenden oberen Frontzähne gezogen werden mußten, wenn sie ihre Unterleibsentzündungen loswerden wollte. Da sie diese Notwendigkeit einsah, folgte sie dem Rat des Behandlers. Nach sorgfältiger bioenergetischer Vorbereitung wurde die Extraktion durchgeführt. Danach bekam die Patientin jedes Mal mit einer Basistherapie die inversen Schwingungen (siehe Glossar) der gezogenen Zähne und des Operationsguts (Zahnfleischteilchen, Wundblut) eingeschwungen. Das Resultat: Die Extraktionswunden heilten sehr schnell ab, schon nach vier Tagen waren sämtliche Unterleibsbeschwerden der Patientin abgeklungen. Auch die Gesichtsakne heilte zügig ab. Aufgrund der bioenergetischen Therapie mußte die Patientin keine Schmerzmittel nehmen.

Die nach der Extraktion einzubringenden Zahnmaterialien einschließlich der Implantate wurden auf ihre Verträglichkeit überprüft. Sie wurden 12 Wochen nach den Extraktionen in die Frontzahnlücken eingesetzt. Da auch dieses unter bioenergetischer Begleittherapie stattfand, konnte der Zahnarzt eine hervorragende Knochen- und Wundheilung beobachten.

Heute ist die Patientin beschwerdefrei, und ihre zahnärztliche Versorgung läßt keine »kosmetischen« Wünsche übrig. Dies ist sicherlich ein gutes Beispiel einer ganzheitlichen Therapie.

Implantate

Wenn es zu Zahnverlusten gekommen ist, dann ist ein festsitzender Zahnersatz häufig nur mit Unterstützung von Zahn-Implantaten zu erzielen. Vielfach geht der Zahnverlust auch mit einem Knochenschwund bzw. Knochenverlust einher. Dies hätte den Zahnarzt oder Oralchirurgen vor Jahren vor nahezu unlösbare Probleme gestellt. Inzwischen ist es jedoch möglich, fehlenden Knochen nahezu überall zu rekonstruieren. Dazu kann der Zahnarzt bzw. Oralchirurg eine Vielzahl von Knochersatz- und Aufbaumaterialien einsetzen. Die Diskussion, welches Knochenersatzmaterial bzw. Knochenaufbaumaterial das geeignetste sei, ist jedoch kontrovers, nicht zuletzt deshalb, weil letztendlich jedes Produkt einen Kompromiss darstellt. Während das eine Material nicht oder nur unvollkommen resorbiert wird, wirft das andere Fragen nach möglichen Infektionen auf.

Material körpereigener Herkunft belastet den Patienten zusätzlich, weil das Gewebe einer anderen Körperstelle entnommen werden muß, z. B. bem Beckenkamm. Häufig werden aber auch Rinderknochen verwendet. Diese stellen jedoch lediglich ein Gerüst im Knochen dar, in das zu etwa 30 % körpereigener Knochen einwächst. Dennoch bleibt der tote Rinderknochen ein Fremdkörper. Die Langfristigkeit und auch die Biokompatibilität dieses Materials wirft bislang unbeantwortete Fragen auf.

Eins dieser Materialien – das in der Praxis von Dr. Schmedtmann eingesetzt wird – ist ß-Tricalciumphosphat Cerasorb®. Dies ist ein rein synthetisches Material, das sich – je nach Größe des Knochenverlustes – etwa innerhalb eines Jahres in körpereigenen Knochen umwandelt. In histologischen Studien konnten bereits nach 14 Monaten keine ß-Tricaliciumphosphatpartikel mehr nachgewiesen werden. Es war eine perfekte Rekonstruktion des Knochens (Spongiosa und Corticalis) entstanden!

Dieses Verfahren wird durch die Beimischung von plättchenreichem Plasma unterstützt. Dieses plättchenreiche Plasma wird aus patienteneigenem Blut gewonnen. Dies, weil es sich gezeigt hat, dass in den Thrombozyten (Blutplättchen) sämtliche Wachstumsfaktoren enthalten sind, die bei der Steuerung der natürlichen Wund- und Defektheilung freigesetzt werden.

Aber auch auf dem Gebiet der Knochenregeneration steht die Entwicklung nicht still. So ist inzwischen der Begriff »Tissue-Engineering« in aller Munde. Dies ist die sensationelle Möglichkeit, innerhalb weniger Wochen aus einem kleinen Knochensplitter einen Knochenblock zu züchten, der nun körpereigenes Material darstellt. Dieses Verfahren steht kurz vor dem Praxiseinsatz und wir dürfen in Kürze mit ersten Ergebnissen rechnen.

Nach den in der Praxis Dr. Schmedtmann gewonnenen Erfahrungen stellen Implantate heute in den allermeisten Fällen kein Problem mehr dar, wenn das Knochengebiet, in das implantiert werden soll, *zuvor gründlichst saniert worden ist!* Hierzu zählt, dass alle entzündlichen oder entzündungsfördernden Prozesse entfernt worden sind. Ferner, dass zuvor Metalltätowierungen (von Amalgam und Silber) gründlich aus dem Periost (Knochenhaut) entfernt wurden, so dass eine Wechselwirkung der Metallionen mit dem Titan des Implantates nicht entstehen kann. Sie sehen: die Auswahl eines erfahrenen Implantologen ist für fachgerechte Implantate von großer Bedeutung.

Ist jedoch aus Kosten- oder Verträglichkeitsgründen eine Implantation nicht möglich, so hat die Zahnmedizin auf dem Gebiet der Totalprothetik ebenfalls beachtlichen Fortschritte gemacht. So sind inzwischen Kunststoffe für die Totalprothetik auf dem Markt, die eine hohe Verträglichkeit für den Träger der Totalprothetik versprechen. Auch ist mit neueren Herstellungs- und Anpassungsverfahren ein hoher Tragekomfort hinsichtlich Funktion und Ästhetik erreichbar.

Fluoride

Ein spezielles Thema der Zahnpflege ist das Problem der Fluoridprophylaxe. Hier prallen die Meinungen der Ablehner und Befürworter hart aufeinander. Die Ablehner sehen eine ganzheitliche Gefährdung des Menschen sowie eine Ablenkung von den wahren Ursachen der Karies als gefährlich an. Die Befürworter hingegen halten die Fluoridprophylaxe für unverzichtbar zur Härtung des Zahnschmelzes und somit zur Vorbeugung gegen Karies. Aber wie so oft, liegt die Wahrheit in der Mitte.

Worum geht es? Fluor ist ein hochgiftiges gelbgrünes Gas und gehört zu der Gruppe der Halogene, zusammen mit Chlor, Brom und Jod. Da alle Halogene hochreaktiv sind, kommen sie in der Natur in ungebundenem Zustand praktisch nicht vor. Somit ist es auch falsch, von Fluor zu sprechen. Richtigerweise handelt es sich um Fluorid, also das Salz des Fluors. Dieses wird leider von den Ablehnern der Fluoridprophylaxe häufig verwechselt. So stellen auch Chlor und Natrium für sich hochtoxische Substanzen dar. Die Verbindung der beiden, also Natriumchlorid (NaCl) hingegen ist für unseren Körper essentiell. Ebenso verhält es sich mit den Fluoriden. Auch Fluoride werden inzwischen für uns als essentiell angesehen. Unser Körper enthält etwa 2 bis 5 Gramm Fluorid. Eine tägliche Zufuhr von 1 bis 2 mg pro Tag kann für den Erwachsenen als ungefährlich, ja als sinnvoll angesehen werden, da Deutschland als ein vorwiegend Fluoridmangelgebiet eingestuft werden kann. In der Kariesprophylaxe spielen das Natriumfluorid und das Aminfluorid eine wichtige Rolle und es ist unbestreitbar, dass eine deutliche Kariesreduktion seit Einführung der Fluoridprophylaxe vor 20 Jahren zu verzeichnen ist. Haben wir noch vor vielen Jahren häufig von Karies zerstörte Gebisse vorgefunden, so sind diese heute die absolute Ausnahme. Erstaunlicherweise zeigen gerade die Kinder eine hohe Kariesfrequenz, deren Eltern sich besonders um eine biologische Ernährung ihrer Kinder bemühen.

Wie ist es zu der Ablehnung der Fluoride gekommen und welche Bedeutung hat sie? Wie vieles Extreme, so hat auch diese Problematik seine Ursache in Amerika. Es wird beschrieben, dass die Aluminiumindustrie ein Problem hatte, das bei der Herstellung anfallende Fluor umweltverträglich zu entsorgen. Da sei ein pfiffiger Mensch auf die Idee gekommen, dieses »Fluor«, da es ja karieshemmend ist, dem Trinkwasser beizumischen. Und in der Tat wird in den USA das Trinkwasser seit gut 20 Jahren fluoridiert. Und wie so oft in Amerika, wird auch hier maßlos übertrieben. Zum Teil werden dem Trinkwasser 4 mg Fluorid pro Liter zugefügt. Das ist natürlich entschieden zu viel.

Vernünftigerweise ist eine Trinkwasserfluoridierung in Deutschland nicht durchsetzbar. Gesetzlich ist bei uns festgelegt, dass die Konzentration des Fluorids im Trinkwasser und auch im Tafel- und Heilwasser die Marke von 1 mg Fluorid pro Liter nicht überschreiten darf. So findet man in keinem Heilwasser in Deutschland mehr als 0,6 mg Fluorid pro Liter. Auch sind in Amerika diverse Nahrungsmittel mit Fluorid versetzt. Dieses führt zu einer unkontrollierten Aufnahme von Fluoriden und kann so zu unerwünschten Nebenwirkungen, wie zur Verfärbung der Schneidezähne (weiße und braune Flecken), der Fluorose führen.

In Deutschland gibt es als einziges fluoridangereichertes Nahrungsmittel Kochsalz zu kaufen. Zur Deckung des Fluoridbedarfs können Fluoridtabletten, Fluoridgelées, Fluoridlacke und fluoridhaltige Zahncremes herangezogen werden. Auch sind fluoridhaltige Füllungsmaterialien heute verfügbar.

Dennoch ist Karies keine Fluoridmangelkrankheit. Man weiß, dass die Karies erst mit Beginn der industriellen Revolution zur »Volksseuche« avancierte. Bis zu diesem Zeitpunkt war sie eine Krankheit allein der Privilegierten. Durch die Industrialisierung wurde der Zucker auch für ärmere Schichten erschwinglich und die Karies konnte sich ungebremst ausbreiten. Die Ursachen der Karies sind neben dem Zuckerkonsum in Form von Süßigkeiten – hierzu zählen auch Honig und zahlreiche süße, klebrige Früchte, wie Bananen und Trockenobst – auch vergärbare Kohlenhydrate, einschließlich Stärke, die im Mund hydrolysiert wird. Sie können zu Säuren abgebaut werden und den Zahnschmelz angreifen.

Gleichwohl ist für die Kariesentstehung die Besiedlung der Mundhöhle mit bestimmten kariesbildenden Bakterien notwendig. Fehlen diese Bakterien, deren Virulenz durch einen einfachen Test beim Zahnarzt ermittelt werden kann, ist eine Kariesentstehung nicht möglich. Auch hat die Karies keine Chance, werden die Zähne gleich nach dem Genuss von Süßem geputzt. Das nachfolgende Schaubild verdeutlicht diese Zusammenhänge. Nur wenn alle vier Faktoren (Zahn, Bakterien, Zucker und Zeit) zusammentreffen, kann Karies entstehen. Fehlt auch nur ein Faktor, besteht keine Kariesgefahr.

Da es aber meist nur ein frommer Wunsch ist, Kinder zuckerfrei zu ernähren, stellt die Kariesprophylaxe mit Fluoriden einen nicht nur vertret-

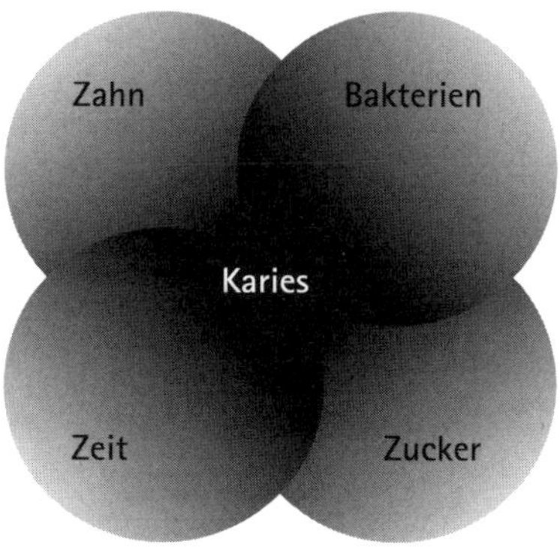

Kariesentstehung

baren Kompromiss dar. Kinder können bis zum 3. Lebensjahr sorglos 0,25 mg Fluorid zu sich nehmen. Ab dem 3. Lebensjahr sind 0,5 mg Natrium- bzw. Aminfluorid angezeigt. Eltern sollten daher folgenden Weg gehen. Zunächst sollte man sich beim örtlichen Wasseramt erkundigen, wie hoch die Konzentration des Fluorids im Trinkwasser ist. Man sollte danach errechnen, wie hoch der Fluoridbedarf bei welchem täglichen Wasserkonsum noch besteht. Auch sind einige Lebensmittel fluoridhaltig. Nachfolgend sind einige aufgeführt:

100 g Ölsardinen enthalten	0,2 – 0,4 mg
100 g Huhn enthält	0,06 – 0,1 mg
100 g Tee enthält	0,01 – 0,42 mg

2 mg Fluorid sind enthalten in

1,250 kg Garnelen
1,5 kg Butter
2 kg schwarzer Tee
2 kg Muskelfleisch
6,5 kg Fisch
10 kg Gemüse
20 kg Obst
20 kg Brot

Bei Fluoriden ist die Spannbreite zwischen einer Unterversorgung und der zu hohen Zufuhr relativ eng. Aus diesem Grund wird über den nötigen Bedarf und die Ergänzung häufig heftig gestritten. Wer sich bei der Fluoridergänzung jedoch an die empfohlenen Dosierungen hält, geht kein Risiko von gesundheitlichen Schäden ein. Grundsätzlich sollte deshalb nur eine Form der Ergänzung angewendet werden. Empfehlenswert scheint die Verwendung fluoridhaltiger Zahncremes in Verbindung mit einem wöchentlichen Einsatz von Fluoridgelées aus Aminfluoriden. Allein durch diese Maßnahme wurde eine Hemmung der Kariesneubildung von bis zu 50 % nachgewiesen.

Autoaggressionen

Autoaggressiv bedeutet »gegen den eigenen Organismus gerichtet«. Autoaggressive Erkrankungen sind also Erkrankungen, die dadurch entstehen, dass sich die körpereigene Abwehr gegen den eigenen Körper richtet. Es ist eine Sensibilisierung gegen körpereigene Zellen bzw. Zellbestandteile, eine Sensibilisierung gegen den eigenen Körper, eine Allergie gegen sich selbst. Hierzu zählen die Multiple Sklerose (MS), der Morbus Basedow, die rheumatoide Arthritis die chronische Kolitis (chronische Dickdarmentzündung) und andere.

Die Behandlung aller autoaggressiven Erkrankungen ist sowohl in der konventionellen Medizin als auch in der Naturheilkunde äußerst schwierig. Das Hauptproblem dabei ist die Tatsache, dass Autoaggressionen die extremste Form der fehlgeleiteten körpereigenen Abwehr darstellen. Die Abwehr ist so stark fehlgeleitet und so rigoros, dass sie sich nicht scheut, körpereigenes Gewebe anzugreifen. Sie sieht plötzlich die körpereigenen Strukturen als bekämpfenswert an. Sie erkennt den Unterschied zwischen Sinnhaftem und Sinnlosem nicht mehr – und gräbt sich ihre eigene Grube.

Was kann ein Therapeut in dieser Situation tun? Mit Sicherheit eines nicht: die körpereigene Abwehr anregen. Dies würde die autoaggressive Tätigkeit des Abwehrsystems nur noch mehr anheizen.

Der Therapeut darf aber auch die Regulationsmechanismen nicht stabilisieren. Dies würde ebenfalls die Reaktionsbereitschaft des Körpers erhöhen, also die autoaggressiven Maßnahmen.

Und schließlich darf er zunächst die Entgiftung und Entschlackung des Körpers nicht anregen – sonst bei den meisten Erkrankungen eine absolute Voraussetzung für Heilerfolge. Denn falls die im Bindegewebe gelösten Toxine den Körper nicht verlassen können – z. B., weil die Ausscheidungsorgane durch Toxinschübe überlastet würden oder weil der Patient während der Therapie zu wenig trinkt –, dann werden die Toxine erneut abgelagert, und zwar am Ort des geringsten Widerstands, und das ist der Ort des autoaggressiven Geschehens.

Angesichts dieser prekären Situation ist der Standpunkt der konventionellen Medizin, bei autoaggressiven Erkrankungen die Abwehr zu unterdrücken, nicht von der Hand zu weisen. Aber dieser Weg schädigt natürlich das gesamte Immunsystem und öffnet weiteren Erkrankungen die Tür, die dann den Organismus endgültig überlasten können.

Was also kann man in dieser anscheinend auswegslosen Situation tun? Auf der Suche nach Auswegen muß der Therapeut tiefer in die Materie einsteigen, das heißt in das Wesen der autoaggressiven Erkrankungen.

- Jede Erkrankung ist eine individuelle Erkrankung. Das ist auch bei autoaggressiven Erkrankungen der Fall. Es gibt keine zwei gleichen Multiple-Sklerose- oder Rheuma-Fälle. Es gibt nur individuelle Entwicklungen der Erkrankung und individuelle Ursachen. Ein grundlegender Punkt bei der Diagnose und Therapie von autoaggressiven Erkrankungen ist also die Suche nach der individuellen Komponente, dem individuellen Hintergrund, auf dem sich die pathogene Energie der Erkrankung aufgebaut hat.
- Eine Autoaggressionserkrankung ist eine Sensibilisierung gegen den eigenen Körper, ist also einer allergischen Erkrankung vergleichbar. Da allergische Reaktionen aber (zumindest in der ersten Phase) hypererge Reaktionen sind, muß man auch bei autoaggressiven Erkrankungen nach dieser hyperergen Ausgangslage fragen.
- Die Fehlreaktionen des Abwehrsystems geschehen weder bei allergischen Erkrankungen noch bei autoaggressiven Erkrankungen aus purem Zufall. Sie haben ihre Gründe. Diese liegen immer in Vorbelastungen des Immunsystems. Sie sind in der Regel multikausal, also vielursächlich, wie wir das immer wieder betonen. Oft haben sie sich im Laufe des Lebens aneinandergereiht und aufsummiert und führen nach langer Zeit zu Fehlregulationen. Es lohnt sich, sich einmal vor Augen zu führen, wie viele Belastungsfaktoren hierbei auftreten können. Denn erst dadurch wird einem klar, wie kompliziert Diagnose und Therapie von Autoaggressionserkrankungen sind und warum bisher so wenige Heilerfolge erzielt werden konnten:
  - Belastungen durch Erbtoxine.
  - Belastungen durch Impfstoffe.
  - Belastungen durch retoxisch behandelte Kinderkrankheiten.
  - Belastungen durch psychische Fehlentwicklungen und daraus resultierende psychosomatische Belastungen.
  - Belastungen durch Vorschädigungen bestimmter Gewebsbereiche und Organteile wegen durchgemachter Infektionserkrankungen, entzündliche Reaktionen oder ähnliches, die in der Regel retoxisch (rückvergiftend) behandelt wurden.

- Belastungen durch Viren, besonders virale Belastungen, die eine Langzeitwirkung entwickelt haben, z. B. Viren, die den Organismus systemisch belasten. Dies können beispielsweise Herpesviren, Epstein-Barr-Viren, Coxsackieviren sein.
- Belastungen durch Bakterien, z. B. durch chronische Fokalbelastungen der Rachenmandeln durch Streuung von Streptokokkus-haemolyticus-Bakterien nach einem retoxisch behandelten Scharlach bei einem chronischen bakteriellen Streuherd im Zahnbereich, bei chronischer bakterieller Belastung im Nasennebenhöhlenbereich.
- Belastungen durch Parasiten wie Bandwürmer, Spulwürmer, Leberegel.
- Belastungen durch systemische Wirkungen von Pilzgiften.
- Belastungen durch eine übermäßige Konzentration von Umweltgiften in bestimmten Gewebsteilen (z. B. im Bindegewebe und im Fettgewebe) durch Formaldehyd, Insektizide, Herbizide, Dioxin, Schwermetalle (hier besonders durch zahnärztliche Werkstoffe wie Amalgam und Palladium).
- Belastungen durch Arbeitsplatztoxine wie Asbest, Farbstoffe, Verbrennungsstoffe usw.
- Belastungen durch chronische Vergiftungen durch massive Rückvergiftungen aus dem Darm.
- Belastungen durch chronische Überladungen des Bindegewebes mit Fäulnisstoffen aus dem Darm und aus dem Zahn-Kiefer-Bereich.
- Belastungen durch chronische Überlastungen der Leber durch Gärungsstoffe aus dem Darm.
- Belastungen durch zentrale Nahrungsmittelallergene wie Kuhmilch und Weizen.
- Belastungen des gesamten Körpers durch chronisch mangelhafte Giftausscheidung aufgrund von Überlastungen oder Unterfunktionen der Leber und der Nieren.
- Belastungen durch physikalische Faktoren wie Elektrosmog und geopathische Störzonen.
- Belastungen des Gesamtorganismus durch chronisch mangelhafte Giftausscheidung über die Haut.

Eine autoaggressive Erkrankung ist wie gesagt eine Sensibilisierung gegen sich selbst, ist also potentiell eine allergische Reaktion gegen die eigenen Körperzellen. Im Sinne der bioenergetischen Ganzheitsmedizin muß bei der Behandlung autoaggressiver Erkrankungen dieser autoallergische Aspekt besonders berücksichtigt werden, auf ihm muß die ganze äußerst vorsichtig durchzuführende Behandlung aufgebaut werden.

Um die Entgleisung des Immunsystems rückgängig zu machen, d. h., um die autoaggressiven Vorgänge zu stoppen, müssen also diese Hintergrundbelastungen zunächst diagnostisch erfaßt und dann therapeutisch aufgehoben werden. Dies ist eine Domäne der energetischen Diagnose und der energetischen Therapie, genauer gesagt der Systematik des Therapeutischen Hauses. Hierbei ist besonders die in Kapitel 2 beschriebene Basis wichtig.

Fallbeispiel: Autoaggression

M. O., männlich, 28 Jahre

Der Patient leidet seit über sechs Jahren an einer multiplen Sklerose, die sich zunächst an den Augen bemerkbar machte. Multiple-Sklerose-Schübe mit Gangunsicherheiten und schwankendem Gang traten zunächst nur bei körperlichem oder seelischem Streß auf, seit den letzten Jahren ständig. Die Behandlung erfolgte mit Kortison.

Vor sieben Jahren hatte der Patient eine Entzündung des Sehnervs. Diese wiederholte sich dreimal. Vor fünf Jahren trat ein Hörverlust des linken Ohres auf.

Die bioenergetische Diagnose mit der vernetzten Testtechnik zeigte, dass fast alle Energiemeridiane blockiert waren oder Schwächereaktionen zeigten. Aufregulationen (= Meßwerterhöhungen nach dem während der Testung gegebenen Reiz als Zeichen einer guten Regulation) gab es kaum.

In der Zeit der bioenergetischen Testung wurde der Patient mit Imurek behandelt. Imurek blockiert – wie das bei der schulmedizinischen MS-Therapie beabsichtigt wird – die Regulationen des Körpers und daher auch energetische Testungen und Therapien. Die hohe Anzahl der blockierten Meridiane ist ein Ausdruck hierfür. Insofern konnten mit der energetischen Testung nicht alle Belastungsfaktoren erfaßt werden. Aber schon die ertesteten Faktoren reichten aus, die Schwere der Erkrankung zu verdeutlichen: Im Hintergrund stehen eine erbtoxische Gonococcinum-Belastung (als Ausdruck einer Gonorrhö-Erkrankung von Vorfahren), allergische Belastungen, eine funktionelle Blockade der Darmlymphgefäße, eine Darmfehlbesiedelung. Die gravierendste Belastung war jedoch der Zahnbereich, der für eine schwere Quecksilberbelastung sorgte, ferner gangränöse Zähne (Zähne, die unter Bildung und Aussendung von Eiweißfäulnisstoffen zerfallen), Kieferostitits (Kieferknochenentzündung). Auch zwei defekte Weisheitszähne belasteten den Organismus.

Seit der in der vernetzten Testtechnik entwickelten Therapiesystematik von Autoaggressionen konnte die fehlerhafte Reaktion des Immunsystems auf die körpereigenen Nervenzellen unterbunden werden. Somit wurde der Patient therapierbar und es konnte mit der vorsichtigen Entgiftung und einer möglichst wenig reizenden Zahnsanierung begonnen werden, die den Eintritt in den Heilungsprozess kennzeichnete. Schliesslich konnte nach entsprechender Entgiftung und Stabilisation auch die erbtoxische Belastung angegangen werden.

Diese in der vernetzten Testtechnik entwickelte Therapiesystematik hat sich in den letzten Jahren in vielen Fällen sehr bewährt.

Immunschwäche

Ein unübersehbares Symptom der heutigen Zeit ist auch die zunehmende Immunschwäche. Sie äußert sich oft schon im Kindesalter durch eine ausgeprägte Infektanfälligkeit und setzt sich im Erwachsenenalter in Form der vielen chronischen Entzündungen fort. Ihr äußerstes Extrem ist zur Zeit *Aids,* also die erworbene Immunschwäche. Bei ihr wird das Zusammentreffen mehrerer Erkrankungen zu dem Gesamtbegriff *Aids* zusammengefaßt.

Fragt man sich, warum die Immunschwäche gerade heutzutage derartig zunimmt, so braucht man sich eigentlich nur einmal umzuschauen. Immer mehr Umwelttoxine schädigen nicht nur die Umwelt, sondern selbstverständlich ebenso den Menschen. Lärm, Streß, überfordernde Berufe und hektische Betriebsamkeit überlasten die Psyche. Nebenwirkungsreiche Medikamente belasten den Organismus.

Wie soll bei einer derartigen Überforderung der Mensch noch normal reagieren können? Wie soll er mit Erkrankungen noch normal umgehen können?

Er reagiert nicht mehr normal, sondern »anders«, allergisch. (»Allergisch« wurde dem Griechischen entlehnt und kommt von allos = anders und ergon = das Werk, die Kraft.) Normalerweise meinen wir mit »allergischen Reaktionen« die überschießenden hyperergen Reaktionen. Aber wenn sie zu lange dauern oder zu intensiv sind, kippen die Allergien um und machen »unterschießenden« hypoergen Reaktionen Platz. Das sind dann die Immunschwächen. Allerdings können die Immunschwächen auch durch langfristig wirkende auszehrende Belastungen direkt bewirkt werden.

Eine Immunschwäche kann nur geheilt werden, wenn man die Abwehr entlastet. Dies erfolgt durch Eliminierung belastender Störfaktoren und ihrer Schwingungen. Die 5-Elemente-Lehre und die vernetzte Testtechnik sind hierzu ideal.

Bösartige Tumoren

Die Tragweite neuer Entwicklungen in der Diagnose und Therapie bösartiger Tumoren (Krebserkrankungen) ist noch gar nicht zu erfassen.

Die gängige Auffassung der Schulmedizin ist, dass sich Krebszellen durch einen Defekt im Steuerungssystem ungebremst vermehren, dadurch in umgebende Gewebe und Organe hineinwachsen und diese in ihren Funktionen und Strukturen schädigen.

Die therapeutische Konsequenz jener Auffassung ist, dass diese wild wuchernden Zellen vernichtet werden müssen: durch operative Entfernung des Krebsgeschwulstes, durch radioaktive Strahlen und durch chemotherapeutische Medikamente.

Da mit diesen Methoden jedoch die Ursachen der Zellwucherungen in keiner Weise beeinflußt werden, sind die meisten Krebspatienten rückfällig – freilich viele erst nach der »magischen« 5-Jahres-Grenze, die die Schulmedizin als kritische Linie für die Erfolgskontrolle ihrer Therapien angesetzt hat. Wer länger als fünf Jahre keine Rückfälle hat, gilt hiernach als geheilt. Rückfälle, die später auftreten, werden in dieser Statistik nicht mehr erfaßt.

Die alternative Medizin geht einen Schritt weiter als die Schulmedizin. Sie sieht das Krebsgeschwulst nur als Symptom an und versucht dann, die zugrundeliegenden Ursachen herauszufinden und diese Ursachen zu therapieren.

Um Ihnen eine Vorstellung davon zu geben, was mit diesen »Ursachen« gemeint sein kann: starke Belastungen durch geopathische Störfelder, starke technische elektromagnetische Felder, ionisierende (sogenannte radioaktive) Strahlen, Erbtoxine, virale Belastungen, Schwermetallbelastungen, starke Pestizidbelastungen, Übersäuerungen des Organismus, alle Immundefekte, kurz: alles, was die Regulationsmechanismen chronisch schädigen kann.

Die alternative Therapie erkennt im allgemeinen auch die Notwendigkeit an, Krebswucherungen aus dem Organismus zu entfernen. Darüber hinaus versucht sie, die Belastungsfaktoren und ihre Folgen zu beseitigen. Damit sollen die Ursachen für weitere Zellwucherungen ausgeschaltet werden. So wird die Ernährung umgestellt, um einer Übersäuerung des Gewebes entgegenzuwirken. Rutengänger untersuchen Schlafstätten auf geopathische Belastungen und sanieren sie bei Befund gemeinsam mit den betroffenen Patienten. Baubiologen installieren bei elektromagnetischen Belastungen sogenannte »Netzfreischalter«. Und vieles mehr.

Doch leider auch hier nicht immer mit dem erwarteten Erfolg. Warum? Wo liegt der Denkfehler?

Es gibt Erkenntnisse, die praktisch alle schulmedizinischen Erkenntnisse auf den Kopf stellen:

- Die Pathologen Prof. Alastair Currie, John Kerr und Andrew Wyllie und hatten vor etwa 25 Jahren vermutet, dass es bei Zellen einen Auslöser gibt, der eine zum Sterben verurteilte Zelle auf den Pfad der Selbstzerstörung bringt, sie regelrecht Selbstmord begehen läßt.
- Prof. Martin Raff fand heraus, dass alle Zellen zum Weiterleben Signale ihrer Nachbarzellen brauchen. Bleiben diese Signale aus, werden die Zellen zum Absterben veranlaßt.

Eine Zelle stirbt, wenn ihr Selbstzerstörungsmechanismus eintritt oder wenn sie von ihren Nachbarzellen keine lebenserhaltenden Signale mehr erhält.

Die Lebensimpulse von den Nachbarzellen bleiben aber nicht nur aus, wenn die Nachbarzellen geschädigt sind, sondern ein Abschalten der Lebensimpulse von den Nachbarzellen kann offensichtlich auch ganz gezielt erfolgen, wenn eine Zelle oder ein Verbund gleichartiger Zellen defekt ist und dadurch nicht mehr zum Wohle des ganzen Organismus beitragen kann. Dann wird die Zelle oder der Zellverbund der Selbstzerstörung anheimgegeben, indem die Nachbarzellen keine Lebensimpulse mehr aussenden.

Die Selbstzerstörung ist ein sehr sinnvoller Mechanismus; denn sonst könnte sich diese defekte Zelle mit ihren Defekten immer wieder vervielfältigen, und das gefürchtete Krebsgeschwulst kann wachsen. Die Selbstzerstörung (med.: Apoptose – programmierter Zelltod) der defekten Zelle dient also dem Wohle des Ganzen.

Im gesunden Zustand verhindert der Körper also selbst die Entstehung von Krebsgeschwulsten durch die »Abschaltung« und Vernichtung defekter Zellen.

Hier drückt sich ein Urgesetz des Lebens aus: Defekte Zellen müssen sterben, um gesundem Leben Platz zu machen.

Diese Selbstzerstörung der Zelle wird von einem Gen bewirkt, das man p53 genannt hat. Das Gen p53 löst die Herstellung eines Proteins aus, das den Zellteilungszyklus anhält. Die Zelle teilt sich nicht mehr und wird der Apoptose überführt.

Dieses Gen kann aber selbst gestört oder zerstört sein, entweder durch einen genetischen Defekt oder durch Fremdeinflüsse, wie z. B. durch Röntgenstrahlung. Dann ist das Selbstzerstörungsprogramm der Zelle ausgeschaltet, und die defekte Zelle vermehrt sich weiter, wobei der Defekt immer wieder an die Tochterzellen weitergegeben wird. Die defekte Zelle ist »unsterblich« geworden und wuchert munter weiter … Die Zellen sind quasi unzerstörbar, stören aber durch ihr ungehindertes Wachstum das umgebende Gewebe.

Die Schädigung des Selbstzerstörungs-Gens kann selbstverständlich auch vererbt werden. In diesem Fall ist die Selbstzerstörung defekter Zellen schon im frühen Kindesalter unterbunden, und dadurch kann Krebs, also Wucherung defekter Zellen, schon bei Kindern auftreten.

Inzwischen spricht viel dafür, dass diese Theorien richtig sind. Das würde bedeuten, dass die Krebszellen nicht deswegen wuchern, weil durch einen Defekt der Wachstumsstopp außer Betrieb gesetzt wurde, sondern weil bei einer Zelle der »Abschaltmechanismus« (das Gen p53) defekt ist oder weil sie von ihren Nachbarzellen nicht abgeschaltet wird.

Diese Erkenntnis ist sensationell! Wenn sie sich bewahrheitet, bedeutet es, dass der bisherige Denkansatz einfach falsch war! Das würde dann auch erklären, warum Krebsforscher in aller Welt in den letzten Jahrzehnten trotz milliardenschwerer Forschungsgelder praktisch keine neuen Erkenntnisse in Diagnose und Therapie von bösartigen Tumoren erzielt haben. Und dann käme endlich wieder Bewegung in die Krebsforschung!

Bis sich die großen Krebsforschungzentren jedoch auf die neue Situation einstellen, werden sicherlich einige Jahre vergehen. So lange können jedoch die Krebspatienten nicht warten.

Deswegen hat Martin Keymer den neuen Denkansatz aufgegriffen und versucht, ihn in die Systematik des Therapeutischen Hauses und damit der Bioresonanztherapie und der vernetzten Testtechnik aufzunehmen. Die von ihm hierzu entwickelten Testsätze haben Ergebnisse erbracht, die annehmen lassen, dass die Erkenntnisse von Prof. Wyllie, Prof. Kerr und Prof. Raff richtig sind. Dies bestätigen auch wissenschaftliche Experimente, die Martin Keymer mit den Neoplasie-Testsätzen durchführen ließ. Am R. E. Kavetsky Institut für Experimentelle Pathologie, Onkologie und Radiobiologie der Ukrainischen Akademie der Wissenschaften in Kiew konnte bei Versuchen mit Mäusen mit den Testsätzen Hautkrebs der Mäuse geheilt werden. (Die entsprechende Studie kann vom Dermatologischen Privatinstitut bezogen werden, siehe Anhang Seite 179.)

Mit der Nutzung zelleigener elektromagnetischer Felder wurde ein neuer Ansatz zur Verbesserung der Krebstherapie geschaffen.

Bei der Therapie werden gleichzeitig die Tumorzellen und die Zellen des umgebenden kranken Gewebes behandelt. (Das umgebende Gewebe wird hier als »krank« bezeichnet, weil es das Sterbegen der Tumorzelle an seiner Aufgabe, die Tumorzelle »abzuschalten«, blockiert. Dadurch hindert das »kranke Gewebe« die defekte Krebszelle, zu sterben.)

Bei den Tumorzellen wird über einen Separator die noch vorhandene Energie der Krebszellen verstärkt. Beim umgebenden »kranken« Gewebe wird die pathogene Energie herausgefiltert und invertiert. Der Patient bekommt diese invertierte Energie überschwungen. Durch Schwingungsinterferenzen werden die pathogenen Schwingungen des umgebenden kranken Gewebes vermindert oder gelöscht. Dadurch gesundet das umgebende kranke Gewebe und hemmt das Sterbegen der defekten Krebszelle nicht mehr.

Wenn die weiteren Versuche mit diesen Testsätzen bestätigen, dass die Ursache der ungebremsten Wucherung defekter Zellen in einem Defekt ihrer Abschaltmechanismen und/oder in der Fehlfunktion der umgebenden Zellen liegt, wird die Krebsdiagnose und -therapie einen total neuen, nun endlich erfolgversprechenden Weg gehen. Die Bioresonanztherapie und die Systematik des Therapeutischen Hauses werden dabei eine Schlüsselrolle einnehmen.

Dies auch, weil zusätzlich zu der eben geschilderten Behandlung natürlich auch die erwähnten Störfaktoren behandelt werden müssen, die das Krebsgeschwulst verursacht haben. Und wie Sie ja inzwischen wissen, ist die Diagnose und Therapie von Störfaktoren und ihren Störschwingungen eine Domäne der vernetzten Testtechnik.

Mit diesem therapeutischen Gesamtkonzept kann man also einerseits erst einmal den Krebs an seinem weiteren Wuchern hindern, andererseits durch die Behandlung seiner Ursachen die Anlässe für ein weiteres Wuchern und für seine Entstehung überhaupt beseitigen.

Bei der Einschätzung von Heilungschancen durch die beschriebene bioenergetische Apoptose-Therapie muß man davon ausgehen, dass es vermutlich zwei Gruppen von Tumorerkrankungen gibt:

- Tumorerkrankungen, die durch eine erworbene Schädigung der Zelle bedingt sind, z. B. durch Lebensgewohnheiten, Umwelteinflüsse, berufliche Noxen, Strahlenbelastungen, Viren, natürliche und künstliche elektromagnetische Felder, Traumata – diese Gruppe ist die primäre Patientengruppe, bei der mit guten Therapieerfolgen gerechnet werden kann,
- Tumorerkrankungen, die auf einem angeborenen genetischen Defekt von MYC-Gen und p53-Gen beruhen – bei dieser Gruppe wird mit sehr viel weniger bis keinen Therapieerfolgen zu rechnen sein.

Darüber hinaus können Therapieversager auftreten bei Patienten, bei denen die körpereigene Regulation versagt und auch nicht mehr aktiviert werden kann, und bei Patienten mit Tumoren in bestimmten stark degenerativen Entwicklungsstadien.

Wie bei allen chronischen Erkrankungen wird ein bioenergetischer Ganzheitstherapeut auch bei der Tumortherapie begleitende Therapiemaßnahmen einsetzen. Hierzu gehören das volle Spektrum der stabilisierenden Maßnahmen, vor allem die Lebensführung im Sinne des Therapeutischen Hauses, und die Beseitung der Hintergrundbelastungen,

Selbstverständlich ist die bioenergetische Apoptosetherapie nicht als Ersatz schulmedizinischer Maßnahmen anzusehen, oft ist sogar die Kombination mit einer konventionelle Therapie eine absolute lebenerhaltende Notwendigkeit. Es geht nicht um ein Entweder-Oder, sondern häufig liegt gerade in der Kombination beider Methoden der Erfolg. Dies besonders, als die Apopthose-Therapie ohne Abstriche an die bestehenden Regeln und Maßnahmen der biologischen Krebstherapie gekoppelt ist – vor allem an die Forderung, einen Tumor als das Symptom eines systemischen und nicht nur eines lokalen Problems zu betrachten. Dies einerseits wegen der zumeist systemisch wirkenden Belastungsfaktoren, andererseits wegen der ganzheitlich gestörten Abwehr- und Entgiftungsfunktionen des Organismus. Eine ganzheitlich-systemische Therapie ist in der Lage, die Entstehungsursachen und die Gefahr von Rückfällen soweit zu vermindern, dass Krebspatienten eine faire Aussicht auf ein zukünftiges beschwerdefreies Leben haben.*

Fallbeispiel: Präkanzerose

P. S., weiblich, 46 Jahre
Vor drei Jahren wurde bei der Patientin ein Uterus myomatosus festgestellt. Dies ist eine Anhäufung von Geschwülsten in der Gebärmuttermuskulatur. Sie machten keine Beschwerden.

Seit zwei Jahren ist ihr aufgrund des Befunds einer Mammographie (siehe Glossar) bekannt, dass sie eine beidseitige Mastopathie (siehe Glossar) hat.

Seit der Schulzeit (vor etwa 35 Jahren) hat sie im Hals ständig ein Kloßgefühl, dies besonders bei Streß, Räuspern und beim Hüsteln.

Als kleines Kind hatte sie Magenbeschwerden.

Die Zähne sind optisch gut versorgt. Deswegen sieht man auf den ersten Blick keine Fehler. Durch Befragung und Testung ergab sich jedoch, dass viele Zähne wurzelbehandelt sind. Besonders betroffen sind dabei die vorderen oberen Zähne (Frontzähne).

Außerdem hat sie viele Narben, von einem Hundebiß, von einer Impfung, von einer Fußoperation. Keuchhusten und Windpocken mußte sie zweimal durchleben.

Fast alle in der bioenergetischen Testung gemessenen Meridiane sind

---

* Ausführliche Informationen über die Tumordiagnose und Tumortherapie mit elektromagnetischen Feldern von Krebszellen und umgebendem Gewebe auf der Basis der Zellapoptose finden Sie in einer speziellen Ausarbeitung zu diesem Thema, zu erhalten vom Dermatologischen Insitut Martin Keymer (Anschrift siehe Anhang dieses Buches) oder unter www.Therapeutisches-Haus.de.

blockiert. Die restlichen Meridiane zeigen Regulationsschwächen. Aufregulationen gibt es nicht. Das Eigenregulationsvermögen der Patientin ist also sehr schlecht. Genauer gesagt: Es ist gar nicht mehr vorhanden – auf keinem Meridian!

Die Meßwerte lassen klar auf eine Vergiftung des Körpers schließen. Anzeichen hierfür sind schon die beiderseitigen Blockaden bzw. die Insuffizienz des Fettgewebes und des Bindegewebes. Die schwere Intoxikation wurde besonders vom Zahnamalgam und von Eiweißfäulnisstoffen der toten Zähnen sowie von eingenommenen Medikamenten hervorgerufen. Belastungen durch chronische Stirnhöhlenentzündung, chronische Mittelohrentzündung, chronische Mandelentzündung und Entzündung von Lymphknoten. Es besteht eine schwere bakterielle Fehlbesiedlung des Darms mit Fäulnis und zusätzlichem Pilzbefall. Sie hat Allergien auf Milch und Milchprodukte. Die Basis des Ganzen bilden schwere erbtoxische Belastungen.

Dies alles ist der Boden, auf dem eine schwere degenerative Entartung in Richtung einer tumorösen Entartung wächst.

Die Therapie einer solch massiven Erkrankung muß an der Basis ansetzen, also bei der Ernährung, beim Trinken, bei der richtigen Hautpflege und den anderen im 2. Kapitel beschriebenen unumgänglichen Faktoren einer gesunden Lebensführung. Eine konsequente Zellstoffwechseltherapie muß den Organismus wieder in die Lage versetzen, die Nährstoffe richtig umzusetzen. Die betroffenen Körperregionen – die Brust und die Gebärmutter – müssen stabilisiert werden. Dann muß der Darm saniert werden, die Pilze müssen aus dem Darm eliminiert, die Bakterienflora wieder aufgebaut, die Darmschleimhäute regeneriert, das Darmwandlymphsystem neu aufgebaut werden. Die Allergien müssen beseitigt werden. Nach Beseitigung der Allergien und der Aktivierung des Lymphsystems müssen die chronischen Nasennebenhöhlenentzündungen, die chronische Mittelohrentzündung und die chronische Mandelentzündung behandelt werden. Ist dies erfolgreich geschehen, müssen alle Zahnschäden saniert werden. Schließlich müssen zum Abschluß der Therapie die Erbtoxine, also die ererbte Luesinum-, Medorrhinum- und Psoriasinum-Belastung (siehe Glossar) ausbehandelt werden.

Hier ist eine umfassende ganzheitliche Therapie die einzige Möglichkeit, den Körper wieder in die Eigenregulation zu bringen und die schwere Degenerationstendenz zu stoppen. Symptomatische lokale Therapien sind hier nur lebensgefährliche »kosmetische Korrekturen«.

Weitere bioenergetische Diagnose- und Therapieverfahren

In diesem Buch wurde die bioenergetische Ganzheitsmedizin beschrieben, und der Bezug zum Therapeutischen Haus erstellt. Hierbei fand besonders die vernetzte Testtechnik und die sich daraus entwickelnden Therapiesystematiken eine bedeutende Rolle. Intensiv wurde die Notwendigkeit erläutert, die chronischen Erkrankungen, besonders die multiplen chronischen Erkrankungen, im Sinne eines übergeordneten Therapieplans anzugehen. Selbstverständlich sind wir nicht der Ansicht, dass dies die einzig wahre Behandlungsmethode ist. Vielmehr zeigt die bioenergetische Ganzheitsmedizin eine Fülle von Facetten und Möglichkeiten, die sehr hilfreich sind und die einen festen Platz in dem Instrumentarium der naturheilkundlichen und speziell der bioenergetischen Ganzheitsmedizin haben.

Neben der Akupunktur und der Homöopathie gibt es viele weitere bioenergetische Diagnose- und Therapieverfahren, wie z. B. die Akupressur, die Penzel-Akupunktur-Massage, die Bach-Blüten-Therapie und andere Blütentherapien, die Magnetfeldtherapie, die Farb- und Lichttherapie, die Psychosomatische Energetik, die energetische Rückenarbeit nach Grässlin, die Chiropraxis, die Sienertherapie, die vernetzte Psychotherapie nach Gerd Techmer, Tai-Chi-Chuan, Qigong, bioenergetische Psychotherapien wie die Psychokinesiologie, die Thought Field Therapy, die psychosomatische Energetik usw. Sie alle wirken auf den energetischen Haushalt des Patienten ein, zum Teil eher allgemein, zum Teil sehr gezielt.

Es ist unmöglich, alle diese Therapien hier in Kurzform zu beschreiben und in ihrer diagnostischen und therapeutischen Wirksamkeit zu bewerten. Wenn Sie mehr wissen wollen über die eine oder andere dieser Methoden, wird Ihr Buchhändler Ihnen sicherlich sehr gerne weiterhelfen.

Allerdings gibt es eine Reihe vielversprechender Therapien, über die noch relativ wenig allgemein zugängliche Informationen zur Verfügung stehen. Als Beispiel soll hier exemplarisch die Musiktherapie herausgegriffen und beschrieben werden.

Die Musiktherapie hat in den letzten Jahren – auch in Wissenschaft und Forschung – an Bedeutung gewonnen. Dieses ist erkennbar an dem zunehmenden Ausbildungsangebot an den Hochschulen. Als führend in Forschung und Lehre kann hier Prof. Dr. Hans-Helmut Decker-Voigt genannt werden. Er lehrt an der Hochschule für Musik und Theater in Hamburg. Durch eine Vielzahl von Veröffentlichungen hat er das breite Spektrum der Therapiemöglichkeiten bekanntgemacht und dazu beigetragen, die Musiktherapie auf eine wissenschaftliche Basis zu stellen. Demnach kann die Musiktherapie auch als eine Form von Psychotherapie definiert werden. Sie nutzt das Medium Musik und seine besonderen Eigenschaften zur Begleitung von Krankheiten.

Das Besondere an der Musiktherapie ist, dass sie sich ihre besonderen Einflussmöglichkeiten auf den Menschen zu Nutze macht. So ist zum Beispiel inzwischen hinreichend erforscht, dass entspannend wirkende (trophotrope) Musik den Nervus Vagus beeinflusst und damit u. a. den Blutdruck senkt. Es kommt weiterhin zur Verflachung der Atmung und der Pulsfrequenz, die Skelettmuskulatur entspannt sich, der Hautwiderstand verringert sich und eine Papillenverengung ist zu beobachten.

Antriebsfördernde (ergotope) Musik hingegen führt zu Reaktionen des Nervus Sympathicus, was einen Blutdruckanstieg, eine Beschleunigung der Pulsfrequenz und der Atmung, die Erweiterung der Pupillen und eine Vergrößerung des Hautwiderstandes zur Folge hat.

Die Musiktherapie hat sich ebenfalls bei der Behandlung von Patienten mit chronischen Schmerzen und bei streßbedingten Erkrankungen des Herz-Kreislauf-Systems bewährt. Auch konnte beobachtet werden, dass bei Patienten, die vor, während und nach operativen Eingriffen eine Musiktherapie erfuhren, die Menge der Schmerz- und Narkosemittel deutlich gesenkt werden konnte. Und nicht zuletzt spielt die Musiktherapie bei der Behandlung von Angstpatienten im zahnärztlichen Bereich eine zunehmend bedeutende Rolle.

Nachwort: Wie Sie chronische Erkrankungen angehen können

Sehr geehrte Leserinnen und Leser, nun haben Sie einen guten Überblick über unsere bioenergetische Diagnose- und Therapiesystematik. Sie stellt ein ganzheitlich-kausales Konzept dar, das dem chronisch Kranken (und natürlich ebenso dem akut Kranken) eine gute Chance zur Genesung bietet.

Unseres Wissens und entsprechend den langjährigen Erfahrungen der täglichen Praxis kann nur eine ganzheitlich-kausale Diagnose und Therapie den Patienten aus seinem chronischen Kranksein herausführen. Das kann aber nicht »im Vorbeigehen« gemacht werden, sondern nur mit der Hilfe des Patienten.

Wir meinen, dass der moderne Patient inzwischen aufgeklärt und mündig genug ist, diese Mitverantwortung für seine Gesundheit zu übernehmen. Wir hoffen, dass Ihnen dieses Buch dabei ein Leitfaden sein wird.

Martin Keymer, Heilpraktiker
Website: www.therapeutisches-haus.de
E-Mail: therap.haus.mk@t-online.de

Dr. med. dent. Norbert O. Schmedtmann, Zahnarzt
Website: www.drschmedtmann.de
E-Mail: info@drschmedtmann.de

Reinhold D. Will, Dipl. hol. bioen. med. (IMU), Heilpraktiker
Website: www.regulative-medizin.de
E-Mail: praxis@regulative-medizin.de

Anhang

Das Aqua-Vitalis-System

Das Aqua-Vitalis-System vereinigt mehrere Trinkwasser-Nachaufbereitungsmethoden in einem Gerät. Es ist das einzige Komplettsystem, das so viele wichtige Leistungen mit einem einzigen Gerät ermöglicht:

- Reinigung des Leitungswassers von Schadstoffen durch das Umkehr-Osmose-Verfahren
- Rechtspolarisierung des Trinkwassers zur besseren Wirksamkeit (Bioverfügbarkeit) des Wassers im Körpergewebe durch einen spiralförmig gewundenen Ringmagneten
- Ordnung der Moleküle des Trinkwassers und somit dessen energetische Reaktivierung zur Verbesserung der Bindungsfähigkeit von toxischen Substanzen durch eine Aktivator-Ampulle
- Aktivierung (Vitalisierung) des Trinkwassers durch das optische Lichtprisma
- Aufhebung und Verhinderung elektromagnetischer Belastungen des Trinkwassers durch die antistatische Folie
- Steigerung der entgiftenden Funktionen des Trinkwassers durch das Aqua-Vitalis-Liquidum
- Betriebssicherheit des Umkehr-Osmose-Geräts durch mitgelieferten Testteil
- Das Aqua-Vitalis-System ist als Medizinprodukt zertifiziert

Das Resultat ist reines energetisiertes Wasser, ein Wasser, das Ihren Organismus nährt und reinigt – ein Wasser, wie es sein soll.

Informationen über das Aqua-Vitalis-System erhalten Sie von:

CWE Clear Water Equipment GmbH, Raiffeisenstr. 1, D-24211 Preetz
Tel. 04342/789810, Fax 04342/789811
Website: www.therapeutisches-haus.de

Das Martin-Keymer-Konzept der individuellen paraffinfreien Haut- und Haarpflege

Diese Haut- und Haarpflege wurde mit der Zielsetzung entwickelt, sowohl hautgesunden als auch hautkranken Kundinnen und Kunden eine in höchstem Maße gesundheitsfördernde Hautpflege zu ermöglichen. Sie zeichnet sich durch folgende Eigenschaften aus:

- Die Trägersubstanzen dieser Hautpflegecremes sind garantiert paraffinfrei. Sie werden entsprechend des Hauttyps der Patientin/des Patienten ausgewählt. Es stehen drei Varianten für trockene, normale und fettige Haut zur Verfügung.
- Die natürlichen Wirkstoffe der Hautpflegecremes werden dem Pflegebedarf der Haut entsprechend individuell ausgetestet. Es stehen 12 Wirkstoffe zur Verfügung, beispielweise Hamamelis, Schachtelhalm, Ringelblume.
- Als Zusatzstoffe können zwei Duftnoten beigefügt werden; auch sie werden auf Verträglichkeit ausgetestet.

Allergisierende oder sonstwie schädliche Zusatzstoffe wie Kollagene oder Kortikoide werden selbstverständlich nicht verwendet. Die ausgetesteten Wirkstoffe und Zusatzstoffe werden den Cremes unmittelbar nach dem Austesten eingerührt. Dadurch erhält jede Patientin bzw. jeder Patient eine auf sie/ihn persönlich abgestimmte Hautpflegecreme.

Die Hautcremes sind Bestandteil einer Haut- und Haarpflegeserie. Weitere Produkte sind beispielsweise Reinigungsmilch, Waschlotion, hydrophiles Hautöl, Vitamin-Nähröl, Haarshampoo, Haarfestiger, Haarspray. Alle Produkte wurden nach den strikten Grundsätzen optimaler Verträglichkeit und Wirksamkeit entwickelt.

Weitere Informationen erhalten Sie von:

Dermatologisches Privatinstitut Martin Keymer
Raiffeisenstr. 1, D-24211 Preetz
Tel. 04342/789810, Fax 04342/789811
Website: www.therapeutisches-haus.de
E-Mail: therap.haus.mk@t-online.de

Das Dermatologische Privatinstitut ist auch der Hersteller der als Medizinprodukte zertifizierten Testkästen der vernetzten Testtechnik, auf die in diesem Buch immer Bezug genommen wurde.

Adressen

Adressen von Therapeuten des Therapeutischen Hauses können Sie erhalten von:

I.M.U. College Martin Keymer, Raiffeisenstr. 1, D-24211 Preetz
Tel. 04342/789820, Fax 04342/789811
Website: www.therapeutisches-haus.de

Das IMU-College Martin Keymer führt in Deutschland, Österreich, Holland und in der Schweiz ein umfangreiches Ausbildungsprogramm in der bioenergetischen Ganzheitsmedizin für Therapeuten durch.

Glossar

Abszeß: abgekapselte Ansammlung von Eiter, häufig bakteriell bedingt; entsteht durch Absterben von Gewebe mit nachfolgender Verflüssigung dieses Gewebes zu Eiter.

akut: plötzlich einsetzend, meist heftig verlaufend, häufig von kürzerer Dauer.

Allergen: das eine allergische Reaktion auslösende Antigen.

Allergenkarenz: Meidung bzw. Ausschaltung von Allergenen.

Allergie: die veränderte, d.h. gesteigerte oder verminderte Reaktionsweise des Organismus auf ein Allergen.

Allopathie: Anwendung von Mitteln, die beim Gesunden Symptome hervorrufen, die der Krankheit entgegengesetzt sind; nach Dr. Hahnemann (Begründer der Homöopathie) Heilmethode der Schulmedizin.

Anatomie: Lehre vom normalen Bau und Zustand des Körpers.

Anergie: Mangel an Energie und Aktivität; das Nichtreagieren des Immunsystems auf ein Antigen (z.B. Allergen).

Antigen: Substanz, die vom Organismus als fremd erkannt wird und die Bildung von Antikörpern anregt.

Antikörper: Gammaglobuline als Antwort des Immunsystems auf ein Antigen.

BCG-Impfung: Impfung mit Bacille-Calmette-Guérin-Impfstoff, eine Tuberkulose-Schutzimpfung im Kindesalter.

Bioresonanz-Öl: Bioresonanz-Hautpflegeöl, dem elektromagnetische Schwingungen aufgeprägt werden können.

Bioresonanz-Tropfen: Bioresonanz-Minerale-und Spurenelemente-Lösung, der elektromagnetische Schwingungen aufgeprägt werden können.

Bypass: künstlicher Umgehungskreislauf des Blutes im Herzen.

Chronisch: sich langsam entwickelnd, von langer Dauer.

Cranio-sacral-Therapie: manuelle Therapie zur Behandlung körperlicher Fehlfunktionen.

Cushing, Morbus: typisches Krankheitsbild, das durch ein Überangebot von Glukokortikoiden entsteht, z. B. durch künstliche Kortisonzufuhr; Symptome: gerötetes Vollmondgesicht, Stammfettsucht, arterieller Bluthochdruck, Osteoporose usw.

Darmdysbakterie: bakterielle Fehlbesiedlung des Darms.

Darmsymbionten: im Darm angesiedelte Lebewesen; sie leben hier in einer Gemeinschaft.

Dentallot: Legierung zur Verbindung zweier Metalle mittels Lötung.

Derivat: Verbindung, die von einer anderen abgeleitet wurde.

Desoxyribonukleinsäure (DNS): Polynukleotidketten, die als genetischer Code für die Eiweißbiosynthese und für die Erbmerkmale wirksam sind.

Eiweißbiosynthese: der für Zellen und Gewebe charakteristische Aufbau körpereigener Eiweiße (Proteine).

Elektrolyte: Substanzen, die in wäßriger Lösung in positiv geladene Kationen und negativ geladene Anionen zerfallen.

Elektromagnetisches Feld: Kraftfeld, das von einem elektrischen Strom erzeugt wird und von ihm ausstrahlt; es hat eine elektrische und eine magnetische Komponente.

Elektromagnetische Strahlung: Wellenstrahlung, die sich mit Lichtgeschwindigkeit verbreitet; ihre Energieträger sind elektromagnetische Felder.

Elektron: negativ geladenes Elementarteilchen eines Atoms.

Energie: Fähigkeit eines Körpers oder Systems, Arbeit zu leisten.

Epiphyse: Zirbeldrüse im Zwischenhirn.

Erickson, Dr. Milton H.: Arzt, 1902–1980, Begründer der modernen Trance- und Hypnosetherapie.

Euergie: volle Leistungsfähigkeit, siehe Normergie.

Feldenkrais, Dr. Moshe: Arzt, 1904–1984, Begründer der Methode »Bewußtheit durch Bewegung«.

Fokaltoxikose: Erkrankung des Körpers durch die Abgabe von giftig wirkenden Substanzen, die in einem »Herd« gebildet werden, in herdferne Körperteile; z. B. Eiweißabbauprodukte.

Fokus: »Herd«, jede örtlich begrenzte Gewebsveränderung, die krankhafte Fernwirkungen auslöst.

Funktionell: die Funktion betreffend, u. U. ohne erkennbare ursächliche anatomische Grundlage.

Funktionskreis: Verknüpfung von Funktionen des zentralen und des peripheren Nervensystems, siehe Regelkreis.

Furunkel: Entzündung des Haarbalgs durch Bakerien mit Gewebseinschmelzung, die die Haut durchbricht.

Gliadin: biologisch minderwertige Prolamine in Weizen- und Roggenkörnern; Bestandteil des Gluten; Verursacher von Sprue und Zöliakie.

Gluten: Klebereiweiß des Weizens.

Histologie: die Lehre von den Körperzellen und Körpergeweben.

Hyperergie: gesteigerte Empfindlichkeit bzw. Reizbeantwortung eines sensibilisierten Gewebes oder Organismus, eine Form der Allergie.

Hypoallergen: in geringem Maße allergisch bzw. allergisierend.

Hypoergie: verminderte Reaktionsfähigkeit eines sensibilisierten Gewebes gegenüber auslösenden Reizen.

Hypophyse: Hirnanhangdrüse am Boden des Zwischenhirns, produziert u. a. Hormone.

Hypothalamus: Teil des Zwischenhirns, zentrales Regulationsorgan der vegetativen Funktionen, wie der Nahrungsaufnahme, der Wasseraufnahme, der Körpertemperatur, des Kreislaufs, der Sexualität, des Schlafs.

Immunsystem: das die Immunität bewirkende körpereigene System.

Implantierung: Einpflanzen künstlicher Zähne z. B. aus Titan oder Keramik.

Interferenz: hier: Zusammentreffen verschiedenartiger elektromagnetischer Schwingungen, was zu ihrer Veränderung führt (Abschwächung, Löschung, Verformung, Verstärkung).

Invers: umgekehrt.

Inversschwingung: eine um 180° umgekehrte Schwingung.
Invertierung: Umkehrung.
Ionen: elektrisch geladene Teilchen.
Kantharidenpflaster: blasenziehendes Pflaster, das die getrockneten Körper der »spanischen Fliege« enthält.
Karbunkel: eitrige Entzündung zahlreicher Haarfollikel und ihrer Umgebung mit Gewebseinschmelzungen und Hautdurchbrüchen.
Katalysatortechnik: in der Autoindustrie eingesetztes Verfahren zur Bindung von Schadstoffen.
Kompensation: Ausgleich z. B. von mangelhaften Organfunktionen durch Funktionssteigerung anderer Organe, die die entsprechende Funktion übernehmen können, z. B. der Ausscheidung von Giften über die Haut statt über den Darm und die Nieren.
Korrosion: von der Oberfläche ausgehende Veränderungen; entsteht durch biochemische, chemische und physikalische Einflüsse.
Limbisches System: funktionelles System zwischen Hirnstamm und Neuhirn, regelt das emotionale und Triebverhalten und dessen Verknüpfung mit vegetativen unwillkürlichen Organfunktionen.
Luesinum: Nosode der Syphilis.
M-Zellen: Zellen des Immunsystems im Dünndarm.
Mammographie: röntgenologische Kontrastdarstellung der weiblichen Brust; dient der Erkennung von Geschwulsten.
Mastoiditis: Entzündung der Schleimhaut von Zellen des Warzenfortsatzes.
Mastopathie: nichtentzündliche Erkrankung der Brustdrüse.
Medorrhinum: Nosode einer spezifischen Erbkrankheit.
Methylierung: Einbau der chemischen Methylgruppe in organische Verbindungen.
Mineralien: feste Bestandteile der Erdkruste.
Multifaktoriell: siehe multikausal.
Multikausal: viele Ursachen betreffend.
Neuraltherapie: Therapie mit Lokalanästhetika; Ziel ist es, in einem Störfeld wieder normale Bedingungen herzustellen; Einsatz z. B. in der Schmerztherapie, in der Segmenttherapie.
Normergie: die regelrechte, nichtallergische Reaktion des Organismus auf einen Reiz.

Nosode: aus Krankheitsstoffen hergestelltes homöopathisiertes Medikament, dem Impfstoff ähnlich.

Noxe: Schädlichkeit, Krankheitsursache.

Nukleinsäuren: Träger der Erbanlagen (des genetischen Codes) und Schlüsselsubstanzen der Eiweißbiosynthese.

Ödem: Gewebswassersucht.

Organisch: belebt, lebend, von einem lebenden Organismus gebildet; auch: einen Organismus oder seine Organe betreffend; im Ggs. zu funktionell oder psychisch.

Orthomolekulare Therapie: Behandlung mit den für diesen speziellen Patienten richtigen Mengen- oder Spurenelementen in der richtigen Menge.

Otitis: Entzündung des Ohrs.

Parasympathikoton: den Parasympathikus betreffend; der Parasympathikus ist ein Ast des vegetativen Nervensystems (der andere ist der Nervus sympathicus).

Parasympathikotonie: Verschiebung des nervlichen Gleichgewichts zugunsten des Parasympathikus im Sinne seiner erhöhten Erregbarkeit; Symptome u. a. niedriger Blutdruck, zu langsamer Herzschlag, Übersäuerung.

pH-Wert: für lat. potentia hydrogenii, »Wasserstoff-Stärke«. Der pH-Wert ist die Maßzahl für die Konzentration freier Wasserstoff-Ionen in einer Lösung und damit für die Acidität oder Alkalität dieser Lösung.

Placenta: Mutterkuchen.

Polynukleotidketten: Nukleinsäuren.

ppm: parts per million, Anzahl von Teilchen einer Substanz in 1 Million Teilchen einer anderen Substanz.

Prothetik: zahntechnische Wiederherstellung der Kaufunktion.

Proton: positiv geladenes Elementarteilchen eines Atoms.

Quaddel: stecknadelkopf- bis handtellergroße Hauterhebung durch Wasseransammlungen.

Radikal: Atomgruppierung in einer chemischen (besonders organischen) Verbindung; meist kurzlebige Reaktionsprodukte des Zwischenstoffwechsels.

Regelkreis: mit einem geschlossenen Informationsfluß arbeitendes, gegenüber Störungen relativ stabiles Rückkopplungssystem.

Regulation: körpereigene Funktion, die der Anpassung des Organismus an äußere und innere Störungen dient; sie hebt wenn möglich die Wirkungen der Störungen auf.

Regulationsstörung: Störung der Funktion von Regulationssystemen.

Regulationssystem: funktionelle Einheit, die äußere und innere Störungen des Organismus aufheben soll.

Resonanz: Anregung eines schwingungsfähigen Systems (z. B. von Zellen und Organen) durch eine seiner Eigenfrequenzen durch ein anderes System, das die gleichen oder ähnliche Frequenzen ausstrahlt, z. B. ein Medikament.

Ribonukleinsäure (RNS): eine in allen Zellen vorkommende Nukleinsäure; wichtigste Funktion ist die Regelung der Eiweißbiosynthese.

Rückkopplung: ein Regulationsvorgang in Regelkreisen mit Selbststeuerung, z. B. in den menschlichen Zellen, in Geweben, in Organen, in Organsystemen, im Gesamtorganismus. So drosselt die Nebennierenrinde bei äußerlicher Kortisonzufuhr durch Rückkopplungsmechanismen die eigene Kortisonproduktion.

Salmonellen: eine Bakteriengattung mit zahlreichen Typen.

Sektion: Operationsschnitt, Leichenöffnung.

Sprue: chronische Durchfallkrankheit mit Fettstühlen, Dünndarmzottenschwund usw.; Ursache u. a. Gluten bzw. Gliadin.

Sympathikoton: den Nervus sympathicus betreffend; der Nervus sympathikus ist ein Ast des vegetativen Nervensystems (der andere ist der Parasympathikus).

Sympathikotonie: Verschiebung des nervlichen Gleichgewichts zugunsten des Sympathikus mit der Folge seiner erhöhten Erregbarkeit; Symptome u. a. zu schneller Herzschlag, vermehrtes Schwitzen.

Thalamus: »Sehhügel« im Zwischenhirn; u. a. für Tast-, Temperatur- und Schmerzempfindung, Sehen und Riechen zuständig.

Toxine: Giftstoffe wie Fremdeiweiße, Bakterien, Umweltbelastungen, Schwermetalle

Tuberkulinum: Nosode der Tuberkulose.

Widerstand, elektrischer: Widerstand, den ein Stromkreis (z. B. der menschliche Körper mit seinem Körperwasser) einem elektrischen Strom entgegensetzt.

Yang: eins der beiden Elemente des chinesischen Yin-Yang Systems; steht z. B. für »hell«, »positiv«, »aktiv«, »gebend«, »männlich«.

Yin: Gegenstück zu Yang, steht z.B. für »dunkel«, »negativ«, »passiv«, »empfangend«, »weiblich«.

Yin-Yang-Partner: die beiden Elemente Yin und Yang gehören zusammen und sind Partner im Yin-Yang-System (gegenseitige Zusammengehörigkeit, Wechselwirkung und Abhängigkeit).

Zöliakie: gluten- bzw. gliadinbedingte Erkrankung der Darmschleimhaut mit chronischer Verdauungsschwäche, meist bereits im Kleinkindalter beginnend.

Zytoplasma: das »Grundplasma« der Zelle aus Wasser, Eiweißen, Fetten, Kohlenhydraten, Vitaminen und Mineralsalzen.

Literaturverzeichnis

Adler, E: *Allgemein-Erkrankungen durch Störfelder.* Heidelberg 1983.

Bayer, W./Schmidt, K.: *Vitamine.* Stuttgart 1991.

Becker, Robert O.: *Heilkraft und Gefahren der Elektrizität.* Bern, München, Wien 1993.

Braun-von Gladiß, K.-H.: *Ganzheitliche Medizin.* Südergellersen 1991.

Buddecke, E.: *Grundriss der Biochemie.* Berlin 1994.

Calatin, A.: *Das hyperaktive Kind.* München 1992.

Dapprich, J./Oidtmann, E.: *Totalprothetik.* Berlin 2001.

Decker-Voigt, H.H./Knill, P.J./Weymann, E.: *Lexikon Musiktherapie.* Göttingen 1996.

Decker-Voigt, H.H.: *Aus der Seele gespielt.* München 2000.

Decker-Voigt, H.H.: *Mit Musik ins Leben.* Kreuzlingen 1999.

Dietl, H./Ohlenschläger, G.: *Handbuch der Orthomolekularen Medizin.* Heidelberg 1994.

Flade, S.: *Allergien natürlich behandeln.* München 1992.

Fritsch, M.: *Gefahrenherd Mikrowellenherd.* München 1994.

Hülsmann, M.: *Wurzelkanalaufbereitung.* Berlin 2002.

Jentschura, P./Lohkämper, J.: *Gesundheit durch Entschlackung.* Münster 1998.

Jerosch, J./Bader, A./Uhr, G.: *Knochen.* Stuttgart 2002.

KATALYSE e.V.: *Umwelt-Lexikon.* Köln 1988.

Keymer, M. (Hrsg.): *Bioresonanz- und Multiresonanz-Therapie.* Heidelberg 1990.
Kramer, F.: *Lehrbuch der Elektroakupunktur 1–4.* Heidelberg 1986.
Kuhlmann, D.: *Die Pilz-Invasion.* Lürschau 1993.
Leibold, G.: *Gesunde Darmflora.* Wiesbaden 1992.
Leibold, G.: *Vorsicht Lebensmittel!* Wiesbaden 1995.
Leonhardt, H.: *Grundlagen der Elektroakupunktur nach Voll.* Uelzen 1986.
Lown, B.: *Die verlorene Kunst des Heilens.* Stuttgart 2002.
Mackarness, R.: *Allergie gegen Nahrungsmittel und Chemikalien.* Stuttgart 1982.
Markus, H.H. / Finck, H.: *Ich fühle mich krank und weiß nicht warum.* München 1992.
Mutschelknauss, R.E.: *Lehrbuch der klinischen Parodontologie.* Berlin 2000.
Pischinger, A.: *Das System der Grundregulation.* 7. Aufl. Heidelberg 1989.
Popp, F.-A.: *Biologie des Lichts.* Berlin 1984.
Randolph, T.G. / Moss, R.W.: Allergien: Folgen von Umweltbelastung und Ernährung. Karlsruhe 1984.
Rauhe, H. / Flender, R.: *Schlüssel zur Musik.* München 1990.
Reichert, P. / v. Treuenfels, H.: *Biologische Zahnmedizin.* Uelzen 1992.
Schmedtmann, N.: *Cerasorb und PRP.* Wissenschaftliche CD. 2002.
Schmedtmann, N.: »Der interne Sinuslift.« *Dentale Implantologie & Parodontologie, 5.*, Rottweil 2001.
Schmedtmann, N.: »Eine Methode zur sicheren und vorhersagbaren Knochenregeneration.« *Dentale Implantologie & Parodontologie,* 4. Rottweil 2001.
Schumacher, P.: *Allergien gegen Tiere.* Münster. 1998.
Schumacher, P.: *Biophysikalische Therapie der Allergien.* Stuttgart 1994.
Smith, C.W. / Best, S.: *Electromagnetic Man.* London 1990.
Will, R.D.: *Bioresonanztherapie.* Zürich 1995.

Register

A
Abszeß 180
Abszeß, retrotonsillärer 140 f.
Akupunkturmeridiane 56 ff.
Akupunkturpunkte 58 f.
akut 180
Allergen 180
Allergenkarenz 180
Allergie 180
Allergien, maskierte 29
Allopathie 180
Amalgam 145 ff.
Anamnese 54, 80, 69
Anatomie 180
Anergie 180
Antibiotikatherapie 138 f
Antigen 180
Antikörper 181
Anti-Medizin 16
Autoaggressionen 163 ff.

B
Bakterien 117 f.
Ballaststoffe 31
Basistherapien 112
BCG-Impfung 181
Begleittherapien 113
Belastungsfaktoren 18 f., 164 ff.
Bewegung 49 f.
Bindegewebe 131 ff.
Bindegewebsschwäche 82 ff.
bioenergetisch-ganzheitliche Therapie 109 ff.
Bioresonanztherapie 48, 55 f., 67
Bioresonanz-Öl 181
Bioresonanz-Tropfen 181
Buchwald, Gerhard 102
Bypass 181

C
Candida albicans 100
Chakren 88
Chakren, Testampullen 107
chronisch 181
chronische Erkrankungen 13 ff., 110, 115 ff.
Cranio-sacral-Therapie 181
Cushing, Morbus 181

D
Dämpfung, Testampullen 107
Darm 115 ff.
Darm und Psyche 130
Darmbakterien 117 f.
Darmdysbakterie 121, 181
Darmflora 117 ff.
Darmgärung 120
Darmstörungen 124 f.
Darmsymbionten 181
Darmwand, geschädigte 121
Darmwandlymphatikum 121 ff.
Dentallot 149, 181
Derivat 181
Desoxyribonukleinsäure 181
Diagnose, bioenergetische 55 ff., 68 ff.
Diagnose, ganzheitlich-kausale 54
Dysbakterie 118 ff.

E
Eiweißbiosynthese 181
Elektroakupunktur 59 ff.
Elektrolyte 181
Elektromagnetische Strahlung 181
Elektromagnetisches Feld 47 ff., 181
Elektron 181
Elektrosmog 47 ff.
Elemente, fünf chinesische 68 ff.
Energie 18, 181
Entgiftung und Entschlackung 136
Erbtoxine, Testampullen 101 f.
Erkrankung, funktionelle 75
Erkrankung, organische 75
Erkrankungen, chronische 13 ff., 110, 115 ff.
Escherichia coli 73, 118 ff.
Essen 24 f.
Euergie 182

F
Feld, elektromagnetisches 47, 181
Fieber 70, 106

Fließgleichgewicht 58, 70, 77, 134
Fluor, Fluoride 159 ff.
Fluoridprophylaxe 159 ff.
Fokalbelastung 76
Fokaltoxikosen 85, 115, 135, 137 ff., 152 ff.
Fokus 182
Folgetherapien 113
5 Elemente, Testampullen 107
5-Elemente-Lehre 68 ff.,
5-Elemente-Tees 79 f.
funktionell 182
Funktionskreis 182

G
Ganzheitsmedizin, bioenergetische 17 ff.
Gebißsanierung, ganzheitliche 154
Gen p53 170 f.
Geopatische Zonen 47 f.
Getreide 30 f.
Gliadin 182

H
Haut 40 ff.
Hautkrankheiten 41, 109
Hautpflegecremes, paraffinfreie 45 f.
Hautreflexzonen 43
High-Tech-Medizin 16
Hyperergie 182
Hypoergie 182
Hypnose 156
Hypoallergen 182
Hypophyse 182
Hypothalamus 182

I
Immunschwäche 167 f.
Immunsystem 182
Impfschaden 103
Impftoxine, Testampullen 102 ff.
Implantate 158
Implantierung 182
Interferenz 182
Inversschwingung 183
Invertierung 183
Ionen 183

K
Karies 155, 159 ff.
Kariesprophylaxe 160 f.
Katalysatoren der Zentralen Steuerung 108
Kausalketten 71
Kettenreaktionen 73, 79 ff.
Keymer, Martin 21 f., 35, 45, 46, 71, 78 f., 90, 91, 94, 171
Kinderkrankheiten, retoxische, Testampullen 105 ff.
kinesiologischer Muskeltest 64 f.
Kolibakterien 118 f.
Kollagene 42
Kompensation 183
Körperenergie 55, 59, 68, 74, 115
Körperpflege 40 ff.
Korrosion 149, 154, 183
Kortikoide 42
Kosmetika 42
Krebs 27, 50, 110, 168 ff.
Krebstherapie, neue 171
Kuhmilch 29 f.
Kupfer 145, 148 f.
Kupferspirale 86, 88, 148

L
Laboruntersuchungen 54
Lebensführung, gesunde 23 ff.
Luesinum 174, 183

M
Mandelentzündung 7 ff., 81, 106, 109, 138 ff.
Mandeln 7 ff., 138 ff.
Mastoiditis 183
Mastopathie 183
Materie 16, 20
Materiell orientierte Medizin 16
Medizin, materiell orientierte 16
Medorrhinum 183
Meridiane 56 ff., 59 f., 62 ff., 68 f., 73 ff., 78 f., 93 f., 121 f.
Medidiane, Testampullen 107
Methylierung 183
Mineralhaushalt 31 ff.
Mineralien, anorganische 32
Mineralien, linksdrehende 37

Mineralien, nicht verwertbare 134
Mineralmangel 31 f.
MORA-Therapie 66 f.
Morell, Franz 66
Muskeltest, kinesiologischer 64
multikausal 183
Müsli 31
Mykosen 128 ff.
Mykosen, Testampullen 100

N
Nahrungsmittel, Testampullen 95
Nahrungsmittelallergie 96 f.
Nebennierenschwäche 86 f.
Neuraltherapie 183
Nieren 36
Normergie 183
Nosode 183
Noxe 184
Nukleinsären 184

O
Organe, Testampullen 107
organisch 184
Organuhr 57 f.
orthomolekulare Therapie 33, 188
Ortsbesichtigung 54

P
Palladium 145, 148 ff., 165
Paraffine 42 ff.
Parasiten 126 ff.
Parasiten, Testampullen 100 f.
parasympathikoton 184
Parasympathikotonie 184
Parodontose 143
Pestizide, Testampullen 97 f.
Pflege 40 ff.
pH-Wert 38
Pharmaka 99
Pharmatoxine, Testampullen 99
Pilze 128 ff.
Platin 150
ppm 184
Präkanzerose 173
Prothetik 184
Proton 184
psychosomatische Erkrankungen 50 ff.
psychosoziale Situation 50 ff.
Pulsdiagnose 65

Q
Quecksilber 145 ff.

R
r-Wert 39 f.
Radikal 184
Rasche, Erich 67
Regelkreis 184
Regulation 68 ff., 184
Regulationsblockade 47, 63, 94, 111
Regulationsschwäche 63, 86, 94, 96
Regulationsstörung 185
Regulationssystem 185
Resonanz 67, 90 ff., 185
Resonanzprinzip 67
rH2-Wert 38
Ribonukleinsäure 99, 185
Rückkopplung 77, 82, 185

S
Salbengrundlage 42
Säure-Basen-Haushalt 34 f.
Schimmel, H.-W. 71
Schlafen 46 f.
Schlafergonomie 49
Schmedtmann, N. O. 153 ff.
Schweinefleisch 26 ff.
Schwermetalle, Testampullen 97 f.
Schwingungen, disharmonische 20, 66 f. 92, 112 ff.
Schwingungen, elektromagnetische 20, 64 ff.
Schwingungen, harmonische 20, 66 ff.
Selbstheilungskraft 110, 112 f. 126
Selbstheilungskräfte, körpereigene 14, 16, 17, 22, 79
Selbstzerstörung der Zelle 169 f.
Senkniere 82 ff.
Silber 145 ff.
Smith, Cyril W. 91
Sprue 182, 185
Stoffwechselanregungen 32

Störungen, energetische 68
Strahlung, elektromagnetische 181
Strahlung, natürliche 47
Streptokokken 90, 98, 106, 118, 135, 138, 141
sympathikoton 185
Sympathikotonie 185
Symptomunterdrückung 109, 110

T
Tensor 62, 64 ff., 92
Testampullen 94 ff.
Testsubstanzen 65
Testtechnik, vernetzte 89 ff.
Testung der Meridianenergie 58 f.
Testung mit dem Tensor 64 f.
Testung mit der EAV 59 f.
Testung mit der Kinesiologie 64
Testung mit der Pulsdiagnose nach Dr. Nogier 65
Thalamus 185
Therapeutisches Haus 18, 21 ff., 32, 35, 39 ff., 45, 49 ff., 53 ff., 62, 68 ff., 72 89, 96, 100, 105, 110 ff., 124, 128, 137, 166, 171 ff.
Therapie, bioenergetische 110 ff.
Therapie, ganzheitliche 109 f.
Therapie, orthomolekulare 33 f., 113, 184
Therapieblockade 13
Tonsillen 135 f., 137 ff.
Tonsillarabszess 135 f., 137 ff.
Toxine 185
Trinken 35 ff.
Trinkwasser 35 ff.
tuberkulinische Erbbelastung 102
Tuberkulinum 185
Tumoren, bösartige 168 ff.
Tumorzellen 171

U
Umkehrosmose 38 f.
Umwelttoxine, Testampullen 97 f.
Umweltvergiftung 97 f.
Unverträglichkeit, latente 95
Ursache-Wirkungen-Reaktionen 80 ff.

V
Verdauung 110, 115 ff.
vernetzte Testtechnik 89 ff.
Viren, Testampullen 99 f.
Vitamin C 33
Vitamine 33 f.
Voll, Reinhold 57, 59, 65, 71, 107

W
Weisheitszähne 82 ff., 125, 141 ff., 153, 167
Widerstand, elektrischer 39, 185

Y
Yang 185
Yin 186
Yin-Yang-Mediatoren, Testampullen 107
Yin-Yang-Partner 186

Z
Zähne 142 ff.
Zahn-Organ-Beziehungen 76, 142 ff.
Zahnherde 152 ff.
Zahnimplantate 158
Zahnmaterialien 145 ff.
Zahnschmelz 152, 159, 161
Zentrale Steuerung, Katalysatoren, Testampullen 108
Zinn 145, 147 f.
Zöliakie 186
Zonen, geopatische 47 f.
Zucker, raffinierter 25 f., 118 f., 161
Zuckerkonsum 118, 16122
Zytoplasma 186